INGE SCHÖPS

YOGA
for EveryBody

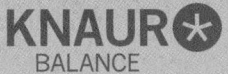

INGE SCHÖPS

YOGA
for EveryBody

44 BASIC-ASANAS FÜR EINSTEIGER

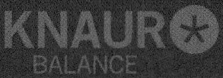

Besuchen Sie uns im Internet:
www.knaur.de

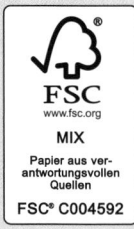

Originalausgabe Januar 2017
© 2017 Knaur Verlag
Ein Imprint der Verlagsgruppe Droemer Knaur
GmbH & Co. KG, München.
Alle Rechte vorbehalten. Das Werk darf – auch teilweise –
nur mit Genehmigung des Verlags wiedergegeben werden.
Redaktion: Susanne Mai
Covergestaltung: ZERO Werbeagentur GmbH, München
Coverabbildung: Günter Beer (Fotograf)
Rahmen und Hintergrund: FinePic®, München / shutterstock
Innenteil: Shutterstock.com: S. 6 Natalia_Klenova
Schmuckelemente-Einstreuer Shutterstock.com: Utro na more und Snezh
Ornament (lila) von Claudia Sanna
Alle Moodbilder und Übungsbilder von Günter Beer
Aufmacherkollagen von Claudia Sanna (unter Verwendung einer Vorlage von Günter Beer)
Satz: atelier-sanna.com, München
Druck und Bindung: Firmengruppe APPL, aprinta druck, Wemding
ISBN 978-3-426-87752-4

5 4 3 2 1

Inhalt

Von der Couch auf die Yoga-Matte – warum solltest du das tun?   7
Yoga wirkt – so viel ist sicher   9
So funktioniert YOGA for EveryBody   10
Grundverständnis für die Ausrichtung in den Asanas   13
Tipps für die Praxis   15

PRAXISTEIL

- YOU HAVE A DATE – eine Bestandsaufnahme   20
- THE TRICK IS TO KEEP BREATHING – atme bewusst   24
- EASYPEASY MINIMOBI – mobilisiere deine Wirbelsäule   29
- GO WITH THE FLOW – der Sonnengruß   38
- SOLID AS A ROCK – stärke deine Beine und das Gleichgewicht   52
- TOWER OF POWER – stärke deine Bauchmuskeln   64
- FLY YOGI FLY – stärke deine Arme   68
- ENERGY RELOADED – Rückbeugen gegen Verspannungen   72
- TWIST & SHOUT – löse Verspannungen in der Wirbelsäule   82
- RELAX! TAKE IT EASY! – dehne dich   88
- UPSIDE DOWN YOU'RE TURNING ME – Umkehrhaltungen – Jungbrunnen für deinen Körper   96
- LET IT BE – Endentspannung   106
- FEEL IT, SEE IT! – Selbstbetrachtung   110

EXKURS

EVERY BREATH YOU TAKE – Pranayamas   114
MEDITATION IN MOTION AND STILLNESS – Meditationen   119
YOGA IS A LIFESTYLE   124
Nachwort   129
Danksagung   130
Über die Autorin   131
Fotoregister   132

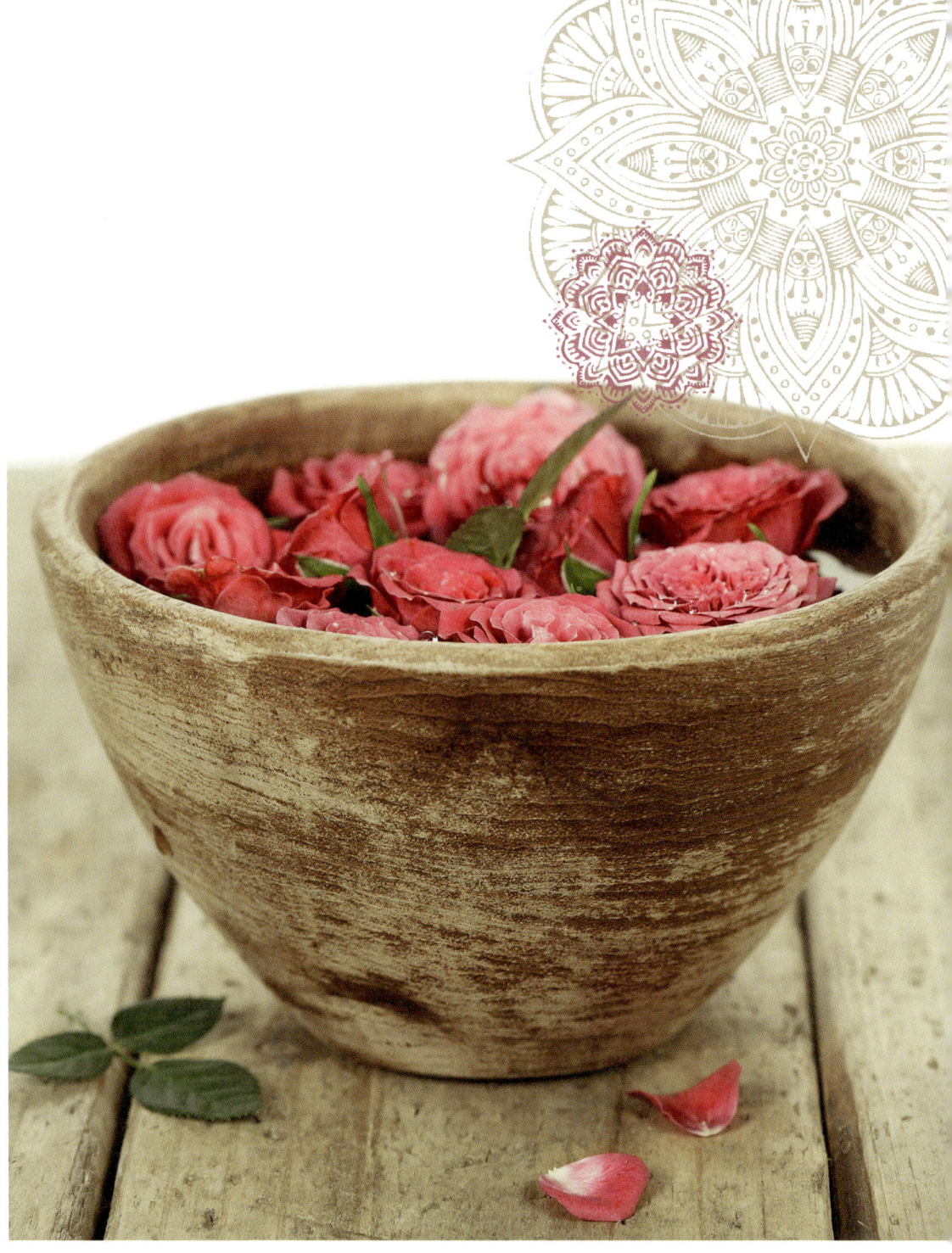

Von der Couch auf die Yoga-Matte – warum solltest du das tun?

Herzlich willkommen zu deiner Yoga-Stunde! Ich freue mich wirklich sehr, dass du dich entschieden hast, mit mir auf die Matte zu kommen. Ich erinnere mich noch gut daran, als ich im Sommer 2003 das erste Mal den Herabschauenden Hund, die Katze und den restlichen Zoo übte und nicht wusste, wie mir geschah. Unmittelbar spürte ich, wie gut mir diese Praxis tut – körperlich, aber irgendwie auch darüber hinausgehend. Ich fühlte mich so anders als nach allen anderen Sportarten, die ich bis dahin ausprobiert hatte. Und ich fühlte mich definitiv anders als nach einem Couch-Abend mit einer Tüte Chips. In beiden Fällen eindeutig besser! So war von der ersten Yoga-Stunde an für mich klar: »Yoga ist mein Ding.« Vielleicht wird es ja auch deins!

Ist Yoga nur ein Trend?
Zweifelsohne bekommt Yoga im letzten Jahrzehnt so viel Aufmerksamkeit wie im ganzen Jahrhundert davor nicht. Die Zahl der Übenden steigt täglich, Yoga-Studios sprießen wie Pilze aus dem Boden, jeden Tag kommen neue Yoga-Stile hinzu. Mag also sein, dass Yoga gerade »trendy« ist, aber ist das nicht egal? Viel wichtiger ist doch, dass du dich anders und besser fühlst, wenn du Yoga übst. Weil Yoga automatisch auf allen Ebenen wirkt, auf der körperlichen, aber auch auf der mentalen und emotionalen. Dieser ganzheitliche Ansatz macht Yoga in meinen Augen zu einem so wertvollen und unschlagbaren System. Also egal ob du einem Trend folgst oder andere Motive hast, Yoga auszuprobieren: Hauptsache, du gehst auf die Matte.

Just do it & enjoy
Dieses Buch »YOGA for EveryBody« ist wirklich für jeden Körper konzipiert. Egal wie alt du bist, welche Statur du hast, ob du sportlich und fit bist oder (noch) nicht. Besonders am Herzen liegt mir, dass du Freude

an der Praxis findest und sie genießt. Also: Just do it & enjoy.

Wenn es mir gelingt, auch nur einen Bruchteil meiner eigenen Begeisterung für Yoga in diesem Buch zu transportieren und den »Yoga-Funken« in dir zu entfachen, ist mir das ein großes Glück. Das ist vielleicht – so hoffe ich – der Anfang einer lebenslangen Liebesbeziehung zwischen dir und deiner Yoga-Matte.

In diesem Sinne, möge der »Yoga-Funke« auf dich überspringen!

Viel Spaß und Freude beim Ausprobieren,

deine Inge

PS: Solltest du irgendwelche Fragen haben, schreibe mich gern an unter info@yoga-on.com.

Yoga wirkt – so viel ist sicher

Yoga hält wirklich für jeden etwas bereit. Er wirkt bei allen, bei EveryBody, ob du willst oder nicht. Es ist ein großartiger Weg, dich selbst über deinen Körper zu entdecken. Wahrscheinlich erfährst du die eine oder andere Grenze, die dir dein Körper setzt. Manche dieser Grenzen sind einfach, wie sie sind, andere kannst du mit etwas Geduld und Zeit vielleicht erweitern. Behalte beim Üben auf jeden Fall immer eine genussvolle, spielerische Art und Weise bei. Versuche nicht, etwas erzwingen zu wollen. No worries, Yoga entfaltet seine positive Wirkung auf jeden Fall.

Die positiven Wirkungen des Yoga

Es gibt kaum einen anderen so umfangreichen und ganzheitlichen Ansatz, der dich auf allen Ebenen erreicht und dich körperlich, mental und emotional so fit und gesund hält wie Yoga.

- Du fühlst dich kraftvoller, ausdauernder und flexibler.
- Du löst Verspannungen, linderst Beschwerden und bist insgesamt geschmeidiger.
- Du wirkst dem natürlichen Alterungsprozess entgegen.
- Du bist stressresistenter und fühlst dich ruhiger, entspannter und ausgeglichener.
- Du bist konzentrierter und fokussierter.
- Du bist mutiger und selbstbewusster und erkennst deine Bedürfnisse und Wünsche besser.
- Du lernst dich selbst und andere besser kennen, akzeptieren und lieben.
- Du bist im Einklang mit deinem Körper, deiner Gedanken- und Gefühlswelt und mit allem um dich herum.

Spannende Reise in dein Inneres

Mit der Yoga-Praxis beschreitest du einen Weg in dein Inneres. Yoga schenkt dir nicht nur einen geschmeidigen, kraftvollen Körper, sondern führt dich immer von außen nach innen. Damit du früher oder später erkennst, wie du tickst, was du möchtest und was dir wirklich wichtig ist in deinem Leben. Sicher wirst du Wechselwirkungen feststellen: Wie du dich auf der Matte verhältst, so bist du auch im echten Leben. In den Spiegel zu schauen ist manchmal witzig, manchmal nicht, weil wir uns so erkennen, wie wir sind. Aber mit diesem Erkennen können wir Frieden schließen.

Es lohnt sich!
Nicht nur, aber auch im Alltag

Innere Freiheit und inneres Glück – unabhängig davon, was im Außen tobt – sind das hehre Ziel von Yoga. Nicht mehr, aber auch nicht weniger. Yoga ist zum einen der Begriff für die yogischen Praktiken. Zum anderen steht Yoga aber auch für den Zustand, den du durch diese Praktiken erreichst: glücklich und frei zu sein. Das lässt dich deinen Alltag leichter bewältigen und womöglich sogar dein ganzes Leben bewusster gestalten.

So funktioniert YOGA for EveryBody

YOGA for EveryBody richtet sich speziell an dich als Yoga-Einsteiger. Ich möchte dich an die Hand nehmen und dir einen kompakten Schnelleinstieg ins Yoga ermöglichen, indem ich dich durch eine komplette und ausgewogene Yoga-Stunde führe. Dabei wird dein ganzer Körper gleichermaßen angesprochen und in Kraft, Ausdauer und Flexibilität geübt. Du hast also alles, was du brauchst.

Warum diese 44 Asanas?

Ich habe die gängigsten und wichtigsten 44 Grundpositionen (Asanas) zu einer schönen, abgerundeten Übungssequenz kombiniert, die wirklich jeder, also EveryBody, üben kann. Am Ende deiner Praxis wirst du ein wohligeres, ausbalancierteres Körpergefühl und einen ruhigeren Geist haben. Egal in welchem Zustand du auf die Matte gehst – es geht dir hinterher auf jeden Fall besser.

Die einzelnen Elemente der Übungssequenz

- Du kannst die komplette Übungssequenz jeden Tag üben, immer und überall. Insgesamt dauert sie ca. 60–75 Minuten.
- Oder du pickst dir einzelne Sequenzen heraus, wenn du nicht so viel Zeit bzw. ganz bestimmte Bedürfnisse hast. Jedes Kapitel hat einen anderen Schwerpunkt, so dass du auch nur Teile der gesamten Yoga-Praxis auswählen kannst.

1. »You have a date« Du machst eine Art Bestandsaufnahme, wie es dir gerade geht, um mit dir in Verbindung zu treten und um nach der Praxis den Unterschied in deinem Wohlbefinden deutlich zu spüren. ca. eine Minute

2. »The trick is to keep breathing« Du atmest bewusst, um Bewusstsein zu schaffen, um eine Verbindung zwischen Körper und Geist herzustellen und in ihr zu bleiben. Ca. drei Minuten

3. »EasyPeasy MiniMobi« Du mobilisierst sanft deine Wirbelsäule in ihrem Bewegungsspektrum und wärmst sie auf. Eine Wohltat, wenn du dich steif fühlst oder einseitig belastet. Ca. drei Minuten

4. »Go with the flow« Der Sonnengruß (Surya Namaskar) ist ein wunderbares Ganzkörpertraining, das deinen Körper nicht nur aufwärmt, streckt und dehnt, sondern auch kräftigt und stärkt. Schneller durchgeführt, förderst du zudem deine Ausdauer. Ca. fünf bis sieben Minuten

5. »Solid as a rock« Du stärkst deine bein- und rumpfaufrichtende Muskulatur und dein Gleichgewicht. Die Abfolge gibt dir ein Gefühl von Kraft, Standfestigkeit und Durchhaltevermögen. Ca. 15 Minuten

6. »Tower of power« Du stärkst deine tiefliegenden Bauchmuskeln, die dir körperliche, aber auch geistige und emotionale Stabilität geben, deine Wirbelsäule vor Verletzungen schützen und Rückenschmerzen lindern. Ca. drei bis fünf Minuten

7. »Fly Yogi Fly« Abheben auf den eigenen Händen stärkt die Armmuskulatur und verleiht ein Gefühl von Leichtigkeit. Und es macht Spaß! Ca. drei bis fünf Minuten

8. »Energy reloaded« Rückbeugen lösen Verspannungen in deinem oberen Rücken und in deinen Schultern. Zudem beleben sie dein zentrales Nervensystem und versorgen dich mit einem frischen Energieschub. Ca. fünf bis sieben Minuten

9. »Twist & shout« Twists lösen Verspannungen in deiner Wirbelsäule, insbesondere in den Lendenwirbeln. Mit ihnen massierst und stimulierst du deine Verdauungsorgane und regulierst somit deine Verdauung. Ca. fünf bis sieben Minuten

10. »Relax! Take it easy!« Mit Vorbeugen dehnst du deine Körper- und Beinrückseiten, schaffst Raum und Länge in deinem unteren Rücken und beugst so eventuellen Rückenschmerzen vor. Sie wirken sehr beruhigend. Ca. fünf bis sieben Minuten

11. »Upside down you're turning me« In Umkehrhaltungen wird dein ganzer Körper intensiv durchblutet, insbesondere dein Gehirn und dein Gesicht. Deine Beine, die inneren Organe und dein Herz werden entlastet. Entspannend und belebend zugleich. Ca. drei bis fünf Minuten

12. »Let it be« Mit der Endentspannung erntest du die Früchte der Praxis. Du übst, dich komplett zu entspannen, dich auszuruhen und alles loszulassen. Ca. fünf Minuten

13. »Feel it, see it!« Bei der Selbstbetrachtung spürst du in dich hinein, wie sich dein Körper anfühlt, was in deiner Gedanken- und Gefühlswelt los ist, und siehst die Dinge so, wie sie sind. Ca. drei Minuten

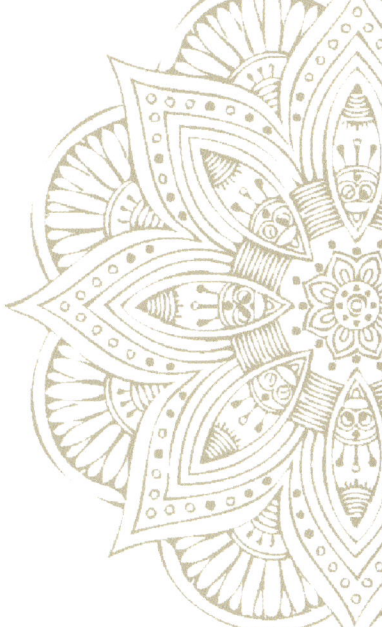

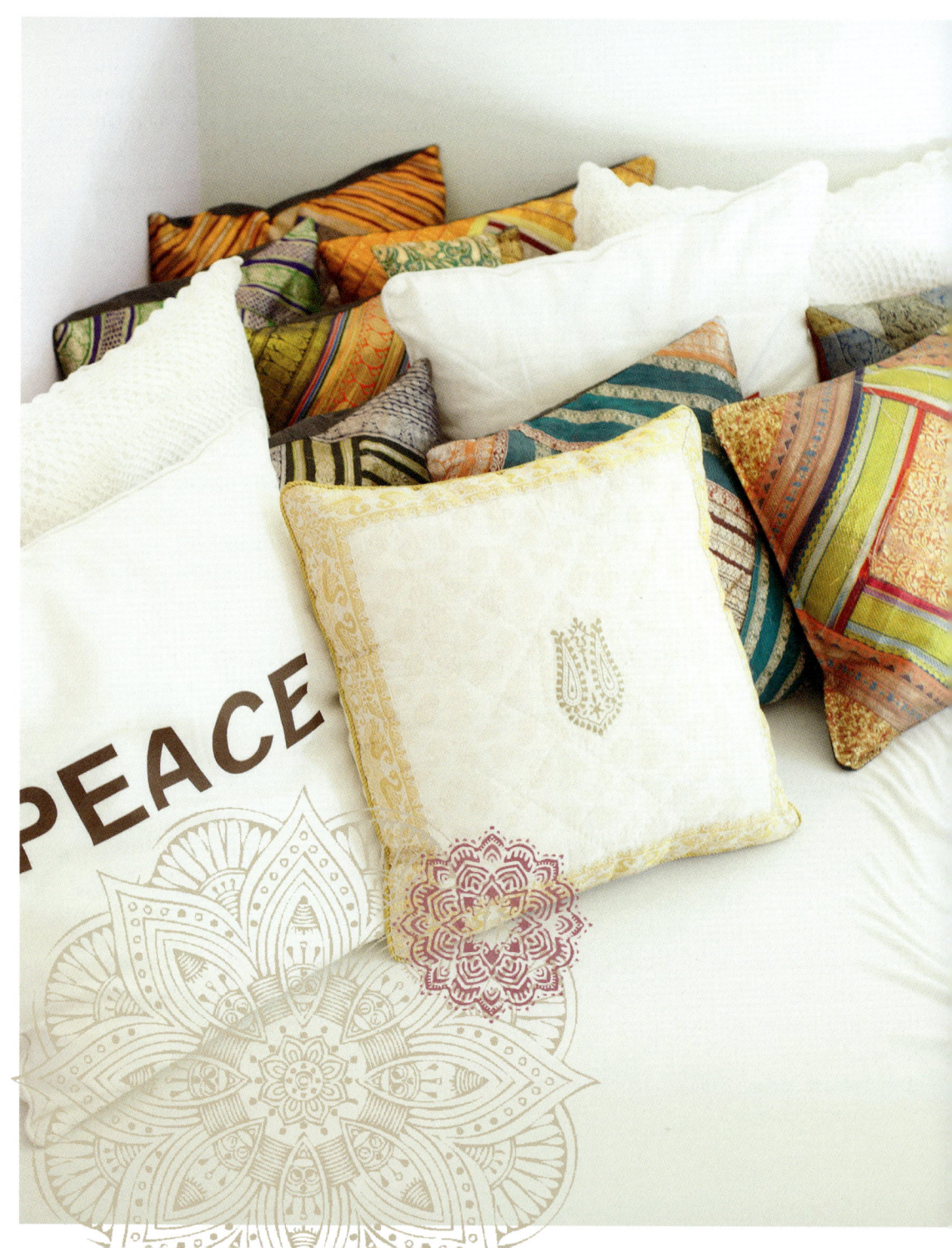

Erst lesen und schauen, dann üben

- Für jedes Kapitel gibt es eine Aufmacherseite, die die Wirkung der Übungssequenz beschreibt. Jede Asana (Grundposition) ist mit einem oder mehreren Fotos illustriert. Die Ausrichtung deines Körpers in der Asana wird detailliert beschrieben. Lies dir zunächst einmal die Anleitungen durch und schaue dir die Fotos an.
- Am Ende eines jeden Kapitels findest du die jeweilige Sequenz in Fotos dargestellt. Mit etwas Übung brauchst du dir nur noch die Fotos des Kapitels anzuschauen, um dich an die Asanas und deren Ausrichtung zu erinnern.
- Im Fotoregister findest du die komplette Übungssequenz auf Fotos abgebildet, falls du die ganze Stunde einmal vollständig durchüben möchtest. Nach einiger Zeit kennst du die Übungsabfolge auswendig, so dass du zunehmend konzentrierter üben kannst.
- Nimm dir nach jeder Sequenz einen Moment Zeit, um nachzuspüren, wie du dich fühlst.
- Wenn dich die Atemübungen und die Meditation ansprechen, kannst du diese Themen in den Kapiteln »Every Breath you take« und »Meditation in motion and stillness« vertiefen.

Grundverständnis für die Ausrichtung in den Asanas

Bevor du mit deiner Praxis startest, möchte ich dir gerne noch ein paar grundlegende Ausrichtungsprinzipien vermitteln, die sich entweder in allen Asanas oder in bestimmten Asana-Gruppen wiederfinden.

Finde Stabilität und Leichtigkeit

Versuche in jeder Asana ein Gefühl von Stabilität und Leichtigkeit zu finden. Du bist einerseits stabil und anatomisch korrekt in der Asana ausgerichtet, wendest aber andererseits nicht zu viel Kraft und Ehrgeiz auf, um in ihr zu bleiben. Du versuchst, eine innere Haltung der Leichtigkeit zu entwickeln, ganz so, als könntest du mühelos und ohne inneres Hadern bis in alle Ewigkeiten in der Asana verharren. Theoretisch zumindest.

Etabliere Zug und Gegenzug

In jeder Asana versuchst du außerdem das Prinzip von Zug und Gegenzug anzuwenden, so dass dein Körper sich in einem bestimmten Spannungsfeld ausdehnt. Je nach Asana sind unterschiedliche Körperteile davon betroffen:

Mal pressen die Hände fest in den Boden, und die Sitzhöcker ziehen gen Himmel, mal zieht die Krone des Kopfes nach vorn und die Ferse nach hinten. Es geht immer darum, so viel Raum wie möglich zu schaffen, indem du dich in die entgegengesetzten Richtungen ausdehnst und keinen Körperteil unkontrolliert hängen lässt.

Atme jederzeit tief, glücklich und frei

Dein Atem ist dein kleines Helferlein, das immer bei dir ist. Er entscheidet über das rechte Maß deiner Praxis. Solange du in einer Asana ruhig und gleichmäßig atmen kannst, ist das Gleichgewicht zwischen Stabilität und Leichtigkeit gewährleistet. Deshalb wird der Atem auch dein innerer Lehrer genannt. Höre auf ihn! Er lässt dich deine Grenzen in der Asana erkennen und sie langsam erweitern, indem du tiefer in die Asana hineingehst oder sie länger hältst, ohne jemals über deine Grenzen hinauszugehen.

Deine Wirbelsäule ist der Chef

Alle Asanas, und deren gibt es angeblich Tausende, orientieren sich im Wesentlichen in ihrer Ausrichtung an der Wirbelsäule. Bevor du mit den Übungen aus den Sequenzen beginnst, übe die folgenden fünf Hauptbewegungen der Wirbelsäule.

1. Neutrale Wirbelsäule: Komme in den aufrechten Stand und richte deine Wirbelsäule in ihrer natürlichen Krümmung aus. Spüre, dass deine Hals- und Lendenwirbel eine Krümmung nach vorn (Lordose) und die Brustwirbel eine Krümmung nach hinten (Kyphose) haben. Diese doppelte S-Form der Wirbelsäule hat jeder. Die Lordose und die Kyphose sind unterschiedlich stark ausgeprägt und lassen daher einen unterschiedlich großen Bewegungsspielraum zu. Versuche ein Gespür für die Beschaffenheit deiner Wirbelsäule zu entwickeln.

2. Die Vorbeuge: Komme in den aufrechten Stand und beuge deine Wirbelsäule aus dem Becken nach vorn. Spüre, wie deine Körperrückseite gedehnt wird. Ziehe dabei die Lendenwirbel lang. Wenn sich dein Rücken rundet, beuge entweder ein wenig die Beine oder komme mit deinem Oberkörper wieder etwas hoch, damit dein unterer Rücken gerade bleiben kann. Wahrscheinlich verbringst du, wie die meisten Menschen, einen Großteil deines Tages in einer leicht vorgebeugten Haltung. Allerdings sorgt diese Haltung mit überwiegend rundem Rücken oft für Rückenschmerzen. Wenn du jedoch Vorbeugen mit geradem unteren Rücken übst, sind sie eine Wohltat für deine Wirbelsäule.

3. Die Rückbeuge: Komme in den aufrechten Stand und beuge deine Wirbelsäule aus den Brustwirbeln heraus nach hinten. Die Körpervorderseite wird gedehnt. Um zu vermeiden, dass du in ein Hohlkreuz verfällst, ziehst du dein Schambein sanft Richtung Bauchnabel, schützt so deinen unteren Rücken und kannst die Rückbeuge aus den Brustwirbeln entstehen lassen. Im Gegensatz zu Vorbeugen kommen Rückbeugen im täglichen Leben kaum vor, deshalb fallen sie dir vielleicht anfänglich schwer. Aber über Rückbeugen freut sich deine Wirbelsäule besonders.

4. Die Rotation (Twist): Komme in den aufrechten Stand und drehe deinen Oberkörper um dich selbst. Achte darauf, dass dein Becken sich nicht mit dreht, sondern parallel nach vorn ausgerichtet bleibt. Visualisiere deine Wirbelsäule und drehe dich um ihre Achse, wie ein Korkenzieher. Lehne dich weder nach hinten noch nach vorn, noch zur Seite.

5. Die Seitbeuge: Komme in den aufrechten Stand und dehne deine Wirbelsäule zur Seite. Die einzelnen Wirbelkörper werden auf der einen Seite komprimiert und auf der anderen Seite auseinandergezogen. Achte darauf, dass du auf der engeren Seite nicht einfach einknickst, sondern auch dort die Flanke so lang wie möglich hältst.

Und vergiss nicht: EveryBody is perfect

Es ist wie im echten Leben: Manche Asanas wirst du sehr mögen, andere weniger. Das liegt nicht unbedingt daran, dass die eine Asana schwerer ist als die andere, sondern dass dir durch deine körperliche Disposition die eine leichter und die andere schwerer fällt. Jeder hat bestimmte Stärken und Schwächen, Vorlieben oder Abneigungen. So ist es nun mal. Lasse dich davon nicht beeindrucken, sondern übe einfach jede Asana mit der gleichen inneren Haltung. »EveryBody is perfect.« Auch du. Genau so, wie du bist.

Tipps für die Praxis

Was ich an Yoga besonders mag, ist, dass du immer und überall üben kannst, zu jeder Zeit und an jedem Ort, und keine Hilfsmittel dafür brauchst. Theoretisch noch nicht einmal eine Matte. Selbst wenn du nur so viel Platz hättest, dass du gerade einmal stehen kannst, könntest du nicht nur Atemübungen machen und meditieren, sondern eine vollständige Asana-Praxis üben. Diese auf das Mindestmaß beschränkte Form der Yoga-Ausübung wird auch »Knast-Yoga« genannt. Bequemer und angenehmer ist es jedoch, wenn du dir dein »heiliges« Plätzchen einrichten kannst.

Dein »heiliges« Plätzchen

Vielleicht sind deine Wohnung oder dein Haus groß genug, um dir einen festen Yoga-Platz einzurichten. Auf diesen Anblick wirst du mit der Zeit wie ein Pawlowscher Hund reagieren und automatisch auf die Matte gehen. Vielleicht dekorierst du dein »heiliges« Plätzchen, z.B. mit Blumen, Kerzen oder Yogi-

Devotionalien wie einer Statue von Ganesha, einer elefantenköpfigen Gottheit, die nach der indischen Mythologie alle Hindernisse aus dem Weg räumt. Es kann ja nicht schaden, sich ein bisschen Unterstützung zur Überwindung des inneren Schweinehundes zu holen. Aber es reicht natürlich auch, wenn du einfach nur gut zwei Quadratmeter Platz hast, um deine Matte auszurollen. Achte nur darauf, dass dein Umfeld sauber und aufgeräumt ist, so dass möglichst wenige Gedanken wie »Ich müsste auch mal wieder unterm Sofa staubsaugen« querschießen können und du dich voll und ganz auf deine Praxis konzentrieren kannst.

Das macht dir die Praxis angenehm

Auch wenn es theoretisch möglich ist, ohne Yoga-Matte und sonstige Hilfsmittel zu üben, kannst du dir deine Praxis mit ein paar sogenannten »Props« angenehmer gestalten. Auch ich werde darauf in den Asanas der Übungssequenzen zurückgreifen:
- eine rutschfeste Yoga-Matte
- ein festes Kissen
- ein Yoga-Block
- eine Decke
- bequeme Kleidung, in der du dich gut bewegen kannst, idealerweise im »Zwiebellook«, so dass du dich nach Belieben an- und ausziehen kannst

Deine optimale Übungszeit

Traditionell gilt in Indien der frühe Morgen als beste Übungszeit. Dafür gibt es gute Gründe:
- Die Yogis begrüßen mit der oft sehr spirituellen Praxis den Tag.
- Der Geist ist noch ruhig und wenig mit den Tagesaktivitäten beschäftigt.
- Die letzte Mahlzeit liegt lange zurück, dass die Praxis nicht durch einen vollen oder halbvollen Magen erschwert wird.
- Um diese Zeit herrschen in Indien noch akzeptable Temperaturen, während es später viel zu heiß ist.

Aber wir leben in anderen Gefilden und unter anderen Umständen. So wie unsere Körper verschieden sind, so haben wir auch unterschiedliche Vorlieben, was die Übungszeit betrifft. Manche springen aus dem Bett und haben einen unstillbaren Bewegungsdrang, andere schleppen sich mit Mühe und Not zur Kaffeemaschine und fahren ihr System erst einmal langsam hoch.

- Probiere einfach unterschiedliche Tageszeiten aus, um festzustellen, zu welchem Typ du gehörst.
- Prüfe, wann eine Praxis realistisch am besten in deinen Tagesablauf passt.
- Übe lieber täglich kurz und nur Teile der Übungssequenz, als einmal in der Woche die komplette Sequenz. Morgens passen z. B. die Asanas »EasyPeasy MiniMobi« oder »Go with the flow« und abends die »Relax! Take it easy!«.

Bereite dich gut vor

Es kann sehr unangenehm sein, mit vollem Magen zu üben, deshalb iss bis zu vier Stunden vorher nichts Schweres und bis zu zwei Stunden vorher nur noch etwas Leichtes. Wenn dich der Hunger zu sehr quält, du aber zeitnah praktizieren möchtest, dann hilft ein Stück Obst zur Überbrückung.

Trinken oder nicht trinken?

Auch wenn wir es von Fitness-Studios und Beauty-Experten so gewohnt sind: Es ist nicht unbedingt erforderlich, während der Yoga-Praxis etwas zu trinken, es sei denn, du verdurstest oder drohst zu kollabieren. Yogisch betrachtet, kreieren wir mit der Praxis Energie und entfachen unser Feuer (Agni), das du mit einem guten Schluck aus der Wasserflasche während der Praxis direkt wieder zum Erlöschen bringen würdest. Dein Energielevel sinkt aller Wahrscheinlichkeit nach sofort wieder. Probiere es einfach einmal aus und stelle fest, ob du einen Unterschied bemerkst.

Hier ist Vorsicht geboten

Grundsätzlich solltest du keine körperlichen Beschwerden haben, um mit der Yoga-Praxis zu beginnen.
Besondere Vorsicht ist geboten, wenn:

- du krank warst oder unter niedrigem Blutdruck leidest (dann langsamer und sanfter üben)
- du deine Menstruation oder Nackenprobleme hast (Vorsicht bei Umkehrhaltungen)

Du solltest nicht üben, wenn:

- du dich sehr erschöpft fühlst, akut erkrankt bist oder an einer Infektion oder Entzündung leidest
- du akute Schmerzen oder akute Rückenprobleme hast

Solltest du unter chronischen Erkrankungen wie Arthrose, Asthma oder hohem Blutdruck leiden, ist es ratsam, in einem Gespräch mit einem Arzt abzuklären, ob in deinem Fall eine Yoga-Praxis zuträglich ist.

Last but not least – eine letzte Empfehlung

Kein Buch kann einen »Live-Unterricht« ersetzen, auch wenn es sorgfältig und mit viel Herzblut geschrieben ist. Gönne dir deshalb zwischendurch immer mal wieder einen lebendigen Lehrer, der dich unterstützt und kleine Fehlhaltungen, die sich automatisch in die Praxis einschleichen können, korrigiert.

Und los geht's!
Lasse dich durch deine
Yoga-Stunde führen!

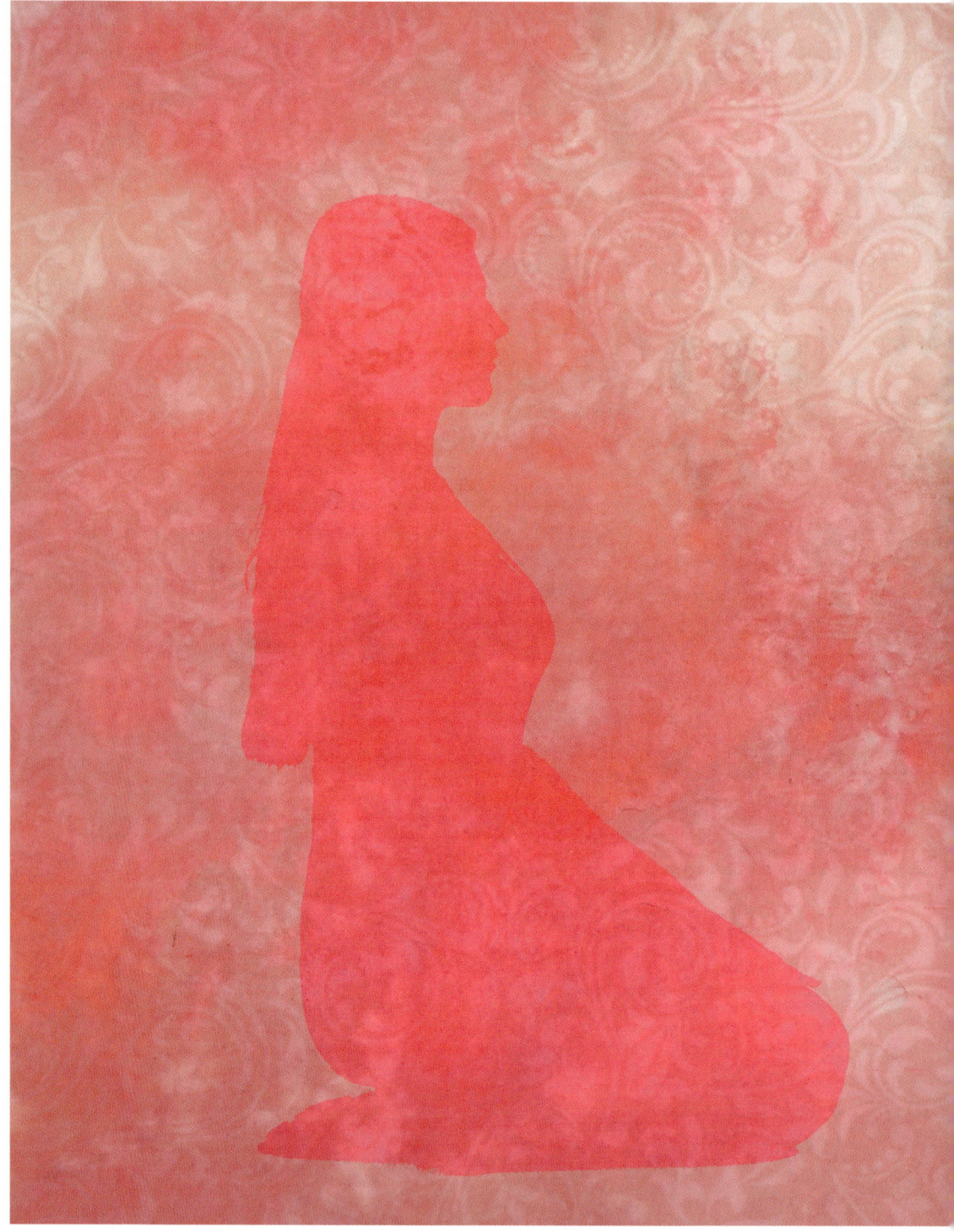

PRAXISTEIL

»YOU HAVE A DATE« –
eine Bestandsaufnahme

Herzlich willkommen zu deiner Yoga-Stunde. Auf die Matte zu gehen bedeutet, dich mit dir selbst zu verbinden. Und das ist genauso aufregend wie ein Date mit einem anderen spannenden Menschen. Nur, dass du selbst dieser Mensch bist. Schaue dich selbst mit offenen Augen und offenem Herzen an, immer wieder neu. Du lernst dich mit zunehmender Praxis immer besser kennen und erkennst mehr und mehr deine Sonnen- und auch Schattenseiten. Denn die Matte ist wie ein Spiegel – so, wie du in deiner Praxis bist, so bist du auch jenseits der Matte. Wenn alles gut läuft, begegnest du dir selbst zunehmend liebevoller und lernst, dich immer mehr so anzunehmen, wie du bist. Um dich wirklich zu sehen, brauchst du eine achtsame Verbindung zu dir selbst. Deshalb nimm dir zu Beginn deiner Praxis immer einen Moment Zeit, um Kontakt zu dir aufzunehmen. Ähnlich, wie du am Anfang einer Verabredung fragst: Wie geht es dir? Jetzt. Hier.

1A SUKHASANA
Bequemer Schneidersitz

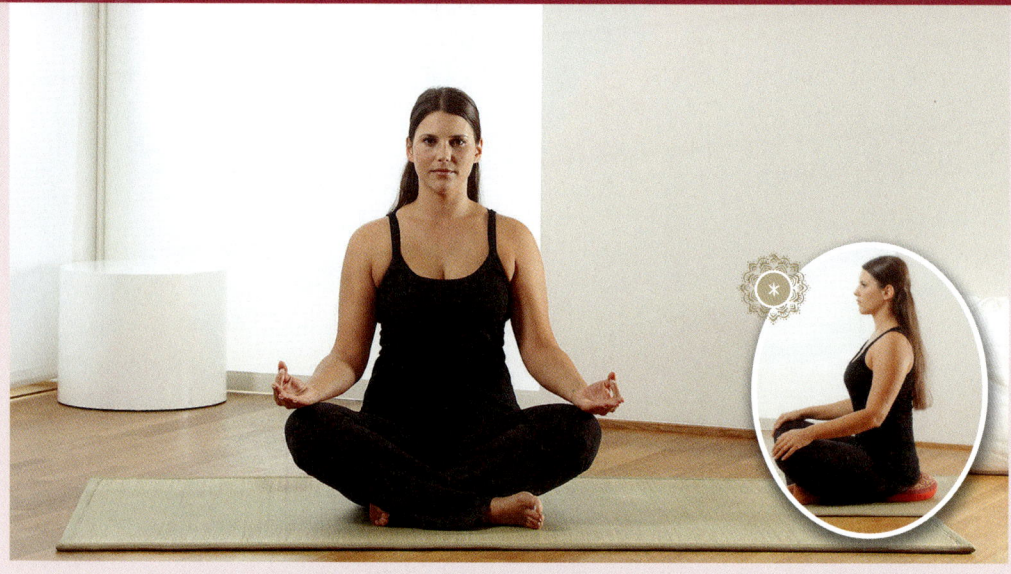

Komme in einen aufrechten Sitz, gern auf einem Kissen (siehe kleines Foto). Kreuze deine Füße, so gut es geht, und lasse die Hüften und Knie schwer werden. Richte deine Wirbelsäule auf und ziehe die Krone des Kopfes nach oben. Vermeide ein Hohlkreuz im unteren Rücken, indem du dein Schambein sanft zum Bauchnabel ziehst. Entspanne die Schultern und ziehe dein Kinn einen Hauch in Richtung Brustbein.

Übrigens ...
es gibt immer eine Lösung – für jeden! Wenn das Sitzen auf dem Boden zu beschwerlich ist, dann setze dich auf einen Stuhl.

»Die Lösung ist immer einfach, man muss sie nur finden.«

Alexander Solschenizyn

SIDDHASANA
Perfekter Schneidersitz

Wenn du bequem in Sukhasana sitzen kannst und deine Beine noch mehr Spielraum haben, versuche deine Fersen in eine Linie vor dein Schambein zu legen und lasse deine Knie Richtung Boden sinken, um so noch stabiler sitzen zu können.

Handhaltung in Sukhasana und Siddhasana

Lege deine Hände entweder entspannt auf die Oberschenkel oder wähle eine Mudra (symbolische Handhaltung), wenn es dich in deiner Konzentration unterstützt. Die bekannteste Mudra ist die Jin Mudra (auch Jhana Mudra genannt). Sie bedeutet so viel wie: Meine individuelle Seele verbindet sich mit der universellen. Führe dafür jeweils die Zeigefinger- und die Daumenspitze zusammen und lasse die Finger schön locker.

Verweile ca. eine Minute ...

... schließe die Augen und nimm dich allumfänglich wahr. Spüre, wie sich dein Körper jetzt in diesem Moment anfühlt, was in deiner Gedankenwelt los ist und wie es in deiner Gefühlswelt aussieht. Mit etwas Praxis kommst du immer schneller in die direkte Verbindung mit dir selbst. Nimm das Resultat deiner Bestandsaufnahme gelassen zur Kenntnis. Wir kommen am Ende deiner Praxis darauf zurück.

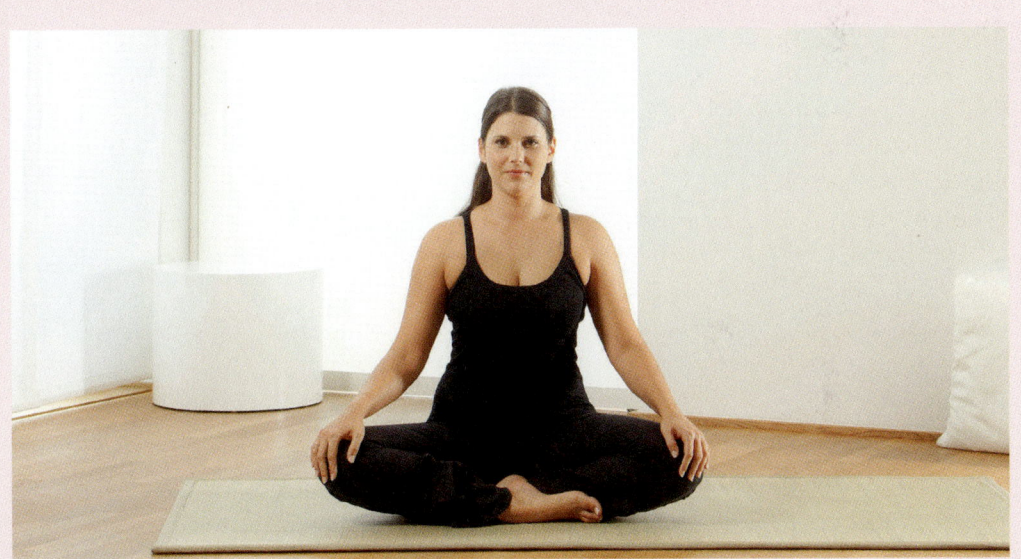

»THE TRICK IS TO KEEP BREATHING« –
atme bewusst

Wir machen jetzt mit einer Atemübung weiter, weil es so einfach ist, unser Wohlbefinden über die Atmung positiv zu beeinflussen. Du wirst dich unmittelbar präsenter spüren. Richte deine Aufmerksamkeit auf deine Atmung und nimm sie so wahr, wie sie gerade fließt. In der Regel atmen wir unbewusst und flach und schöpfen nicht das ganze Potenzial unserer Atmung aus. Deshalb atme in deiner Yoga-Praxis bewusst und schaffe dir von Anfang an ein Atembewusstsein. Du erforschst Räume in dir, indem du deine Atmung in bestimmte Körperteile lenkst und damit Spannungen löst. Vielleicht kennst du bereits das berühmte »In-die-Hüfte-Atmen«. Lasse deine Atmung deinen eigentlichen Lehrer sein, der dir genau sagt, wann du zu ehrgeizig übst. Bei zu eifrigem Üben kannst du nicht wirklich entspannt atmen. Halte dich mit der Atmung im Hier und Jetzt. Wie eine Brücke hält sie Körper und Geist verbunden, so dass du mit den Gedanken nicht abschweifst.

② YOGIC PRANAYAMA
Dreigeteilte yogische Atmung

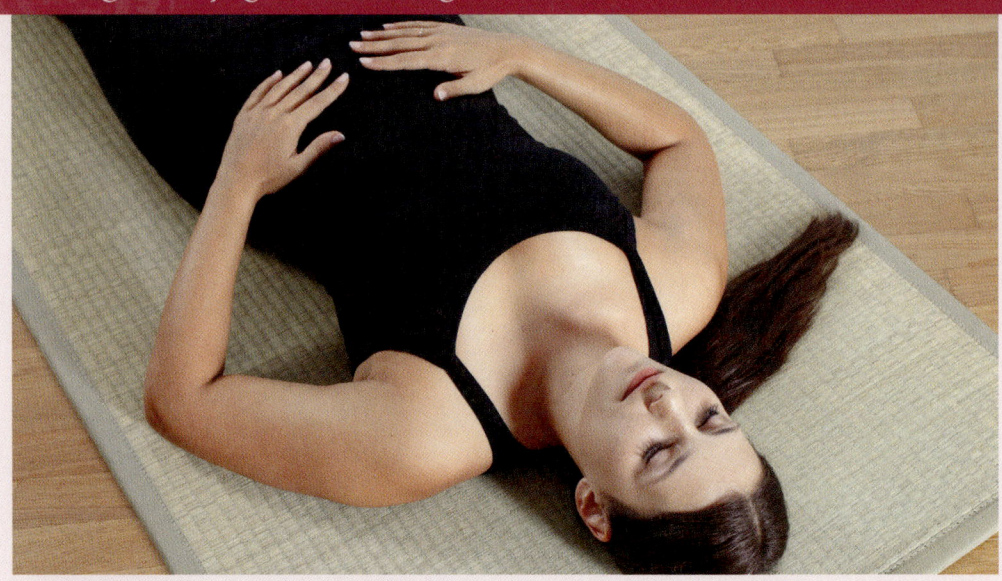

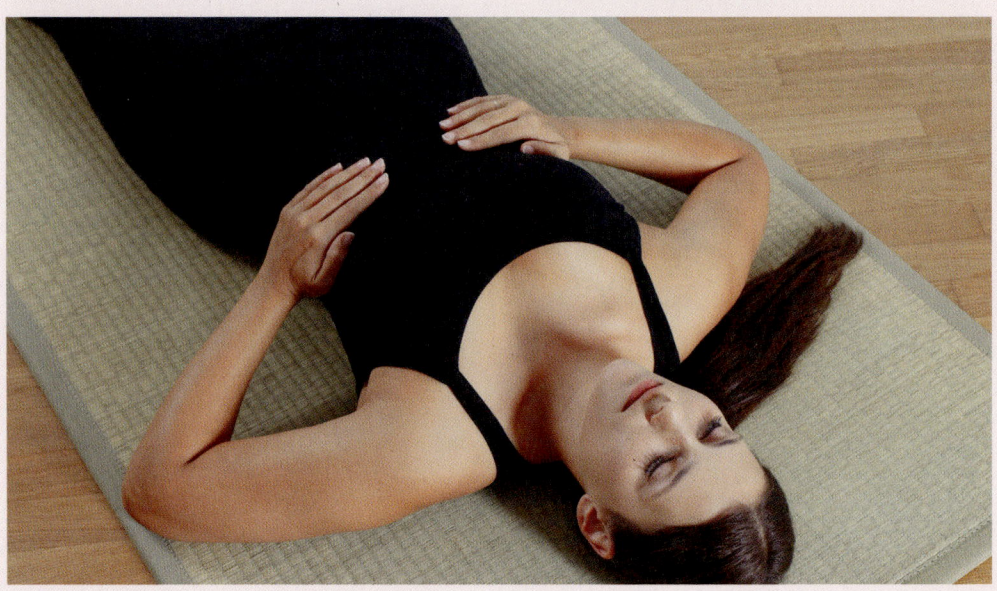

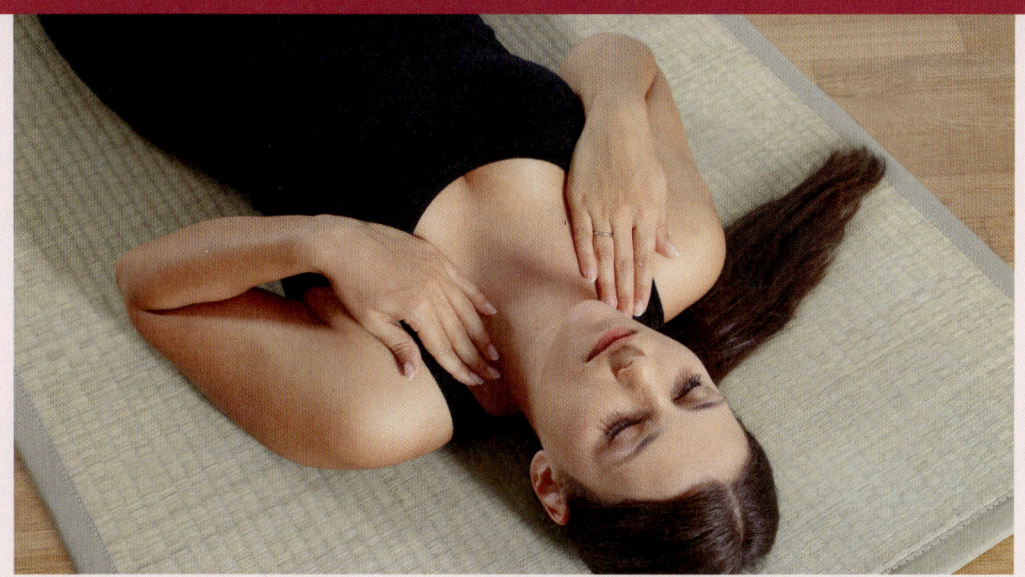

Richte dich bequem auf dem Rücken liegend ein und lege deine Hände auf den Bauch. Atme tief durch die Nase in den Bauchraum ein. Deine Hände heben sich mit der Einatmung und senken sich mit der Ausatmung wieder ab. Wiederhole dies drei bis fünf Atemzüge und atme gleich lang durch die Nase ein und aus.
Wandere dann mit deinen Händen zu deinen Rippen und atme tief in deinen Brustraum ein und aus. Spüre, wie sich deine Rippen unter deinen Händen weiten und wieder zusammenziehen. Spüre auch deine hinteren Rippen. Atme so drei- bis fünfmal ein und aus.

Wandere dann mit deinen Händen zu den Schlüsselbeinen. Lenke deine Atmung drei- bis fünfmal bewusst unter die Schlüsselbeine in die Schultern und spüre, wie du Weite schaffen kannst. Und das nur mit deiner Atmung! Genial, oder?

❙Übrigens ...
... gibt es zahlreiche Atemübungen, die du, unabhängig von Alter, Kondition und Statur, praktischerweise immer und überall üben kannst! (Mehr dazu im Kapitel »Every breath you take«)

… # »EASYPEASY MINIMOBI« –
mobilisiere deine Wirbelsäule

Behalte deine etablierte Atemqualität bei, wenn du in diese Sequenz startest, in der du deine komplette Wirbelsäule mobilisierst, sie streckst, beugst und drehst. Du verlierst sogleich das Gefühl von Steifheit und Unbeweglichkeit und fühlst dich unmittelbar flexibler. Du spürst, wie du Verspannungen im unteren Rücken und im Schultergürtel lockerst. Jeder Körper mag es, langsam zu starten und ein wenig mobilisiert zu werden, bevor die Übungen intensiver werden. Insbesondere deine Wirbelsäule, die sich oft vom vielen Sitzen oder einseitigen Bewegungen steif anfühlt, hat es gern, wenn du sie sanft in ihrem Bewegungsspektrum aufwärmst. Deshalb streckst und beugst du sie und drehst sie um ihre eigene Achse. Ebenso weckst du deine oft so verspannte Schulter- und Nackenmuskulatur sanft auf. Atme bewusst und gleich lang durch die Nase ein und aus. Tief, glücklich und frei.

BALASANA
Kindeshaltung (eingerolltes Blatt)

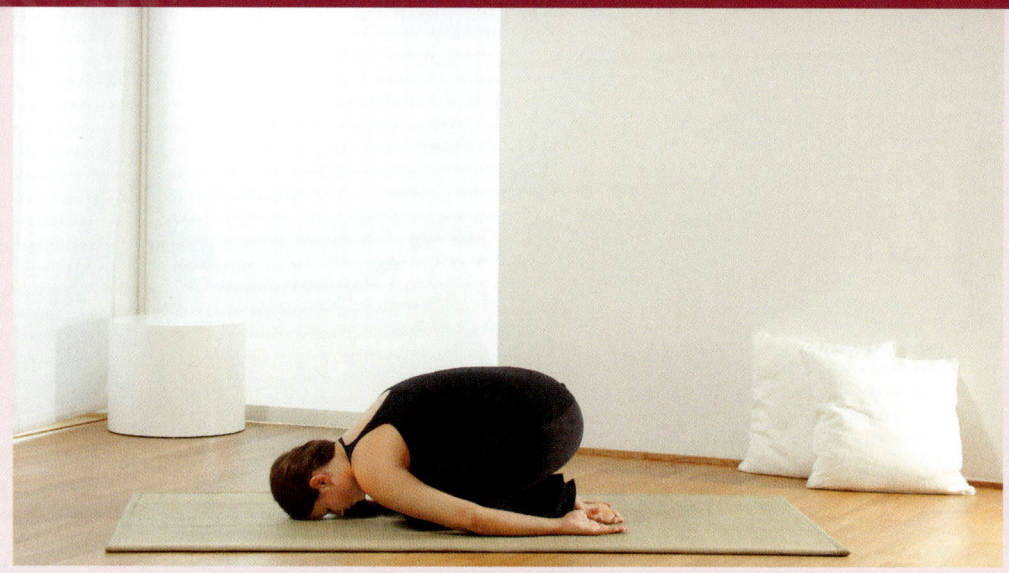

Strecke aus dem Schneidersitz deine Beine aus und komme dann in den Fersensitz. Lege deinen Oberkörper auf den Oberschenkeln und den Kopf am Boden ab. Wenn der Boden zu weit weg ist, lege dir einen Block unter den Kopf, so dass deine Nackenmuskulatur entspannen kann. Wenn es irgendwo drückt, dann lege eine Decke zwischen Füße und Po und/oder unter die Füße. So oder so atmest du!

Übrigens …
… die Kindeshaltung ist die Ruhepose schlechthin. In diese Haltung kannst du dich zurückziehen und entspannen, wenn dir irgendetwas zu viel wird. Jederzeit.

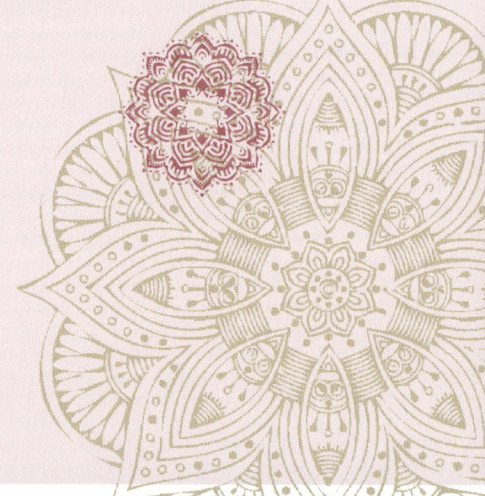

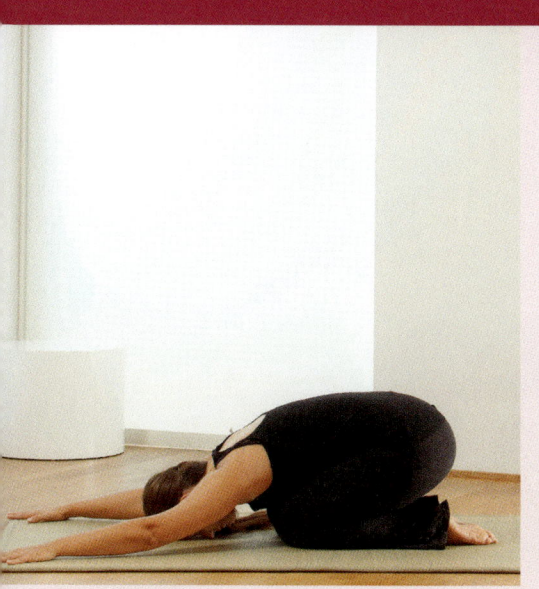 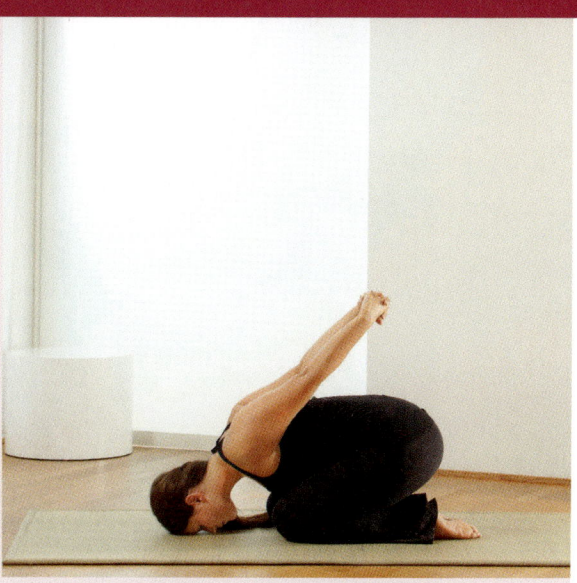

Probiere nun ein paar Armvarianten aus:

> Führe die Arme entlang deines Körpers nach hinten und entspanne die Schultern. Lasse alle Anspannung im Körper, so gut es geht, los.
> Strecke deine Arme nach vorn aus und ziehe deine Finger, soweit es geht, nach vorn. Öffne so deine Achselhöhlen und ziehe die Wirbelsäule Wirbel für Wirbel auseinander.
> Verschränke die Hände hinter dem Rücken und löse die Spannung in deinen Schultern, indem du die Hände nach oben und unten führst.

▌Übrigens …
… wenn du mit einer üppigeren Brust bestückt bist, dann öffne die Knie. All diese Weiblichkeit braucht ja schließlich auch ihren Platz.

BITILASANA
Kuh

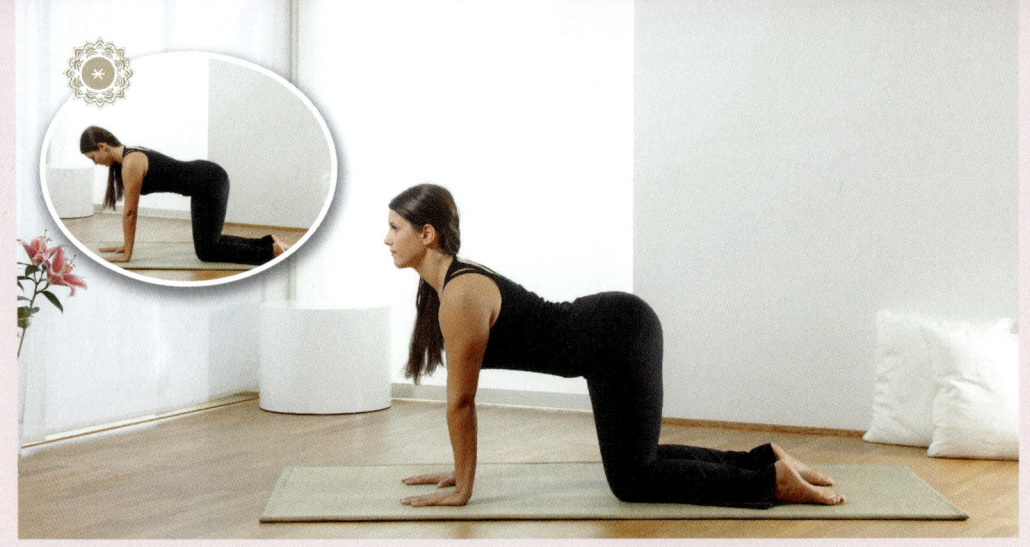

Ausgangsposition
Atme weiter und komme nun auf allen vieren in den neutralen Vierfußstand. Richte deine Handgelenke unter den Schultergelenken und die Kniegelenke unter den Hüftgelenken aus. Wenn du sensible Knie hast, lege sie auf eine Decke ab. Spreize die Finger schön weit auf und verteile dein Gewicht gleichmäßig auf die Hände und die Knie. Lege den Spann der Füße auf, damit du mehr Stabilität hast. Halte deine Wirbelsäule neutral ausgerichtet.

Schiebe in der Einatmung dein Brustbein nach vorn und hebe dabei leicht den Blick, ohne den Kopf in den Nacken zu werfen. Gleichzeitig schiebst du dein Steißbein und deine Sitzhöcker nach hinten und oben und kommst somit in ein kontrolliertes Hohlkreuz. Ziehe deine Wirbelsäule maximal in die Streckung.

MARJARYASANA
Katze

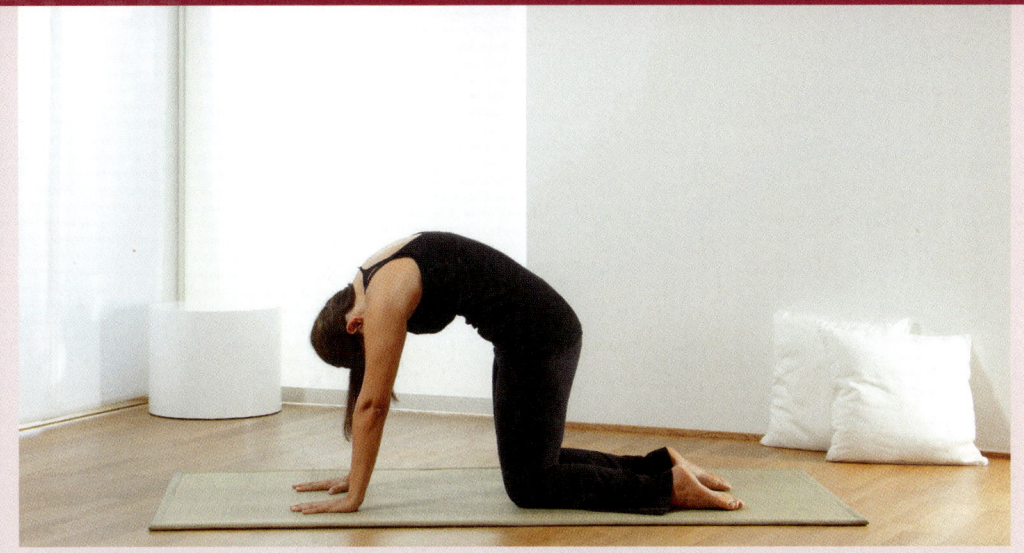

Runde in der Ausatmung den Rücken. Ziehe dabei den Bauchnabel nach innen und presse die Hände nach unten und die Schultern nach oben. Gleichzeitig ziehst du das Steißbein nach unten. So erzielst du eine maximale Beugung der Wirbelsäule.

▌Übrigens …

… hat dein Körper immer recht! Kombiniere die Kuh und die Katze im Rhythmus deiner Atmung jeweils drei- bis fünfmal oder verweile ein paar Atemzüge in der jeweiligen Asana. Tu einfach genau das, was sich jetzt für deinen Körper richtig gut anfühlt. Mit der Zeit lernst du immer mehr, auf die Signale deines Körpers zu hören.

»Die Zeit verweilt lange genug für denjenigen, der sie nutzen will.«

Leonardo da Vinci

PARIVRITTI GOASANA
Gedrehter Vierfußstand

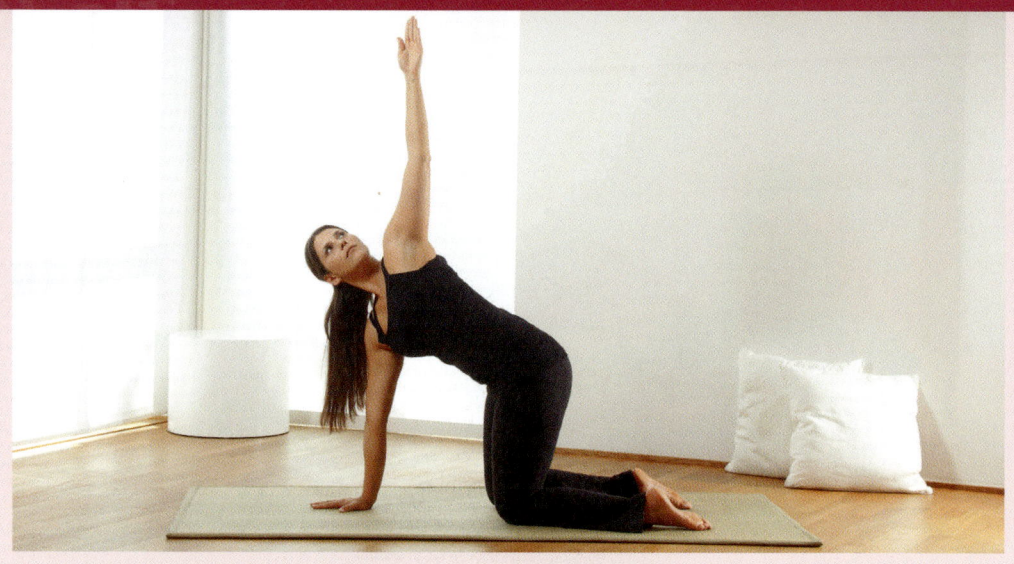

Komme nun wieder in den Vierfußstand (siehe Ausgangsposition) und verlagere in der Einatmung mehr Gewicht auf die rechte Hand. In der Ausatmung drehst du den linken Arm erst zur Seite und dann nach oben auf, so dass deine Arme und dein Schultergürtel eine Linie bilden. Halte dabei die Hüften auf einer Höhe, damit die Drehung aus der Wirbelsäule und nicht aus den Hüften heraus entsteht. Ziehe dich energetisch mit der linken Hand nach oben. Dein Blick folgt deiner Hand, wenn dein Nacken dies zulässt. Auch die Halswirbelsäule drehst du um die eigene Achse, den Kopf also nicht hängen lassen. Nicht in dieser Situation und auch sonst nie! Verweile drei bis fünf Atemzüge und wechsele dann die Seite.

▎Übrigens ...
... auch wenn ich es nicht extra betone: Don't forget to breathe! Das mit der bewussten Atmung ist gerade am Anfang so eine Sache ... oft vergessen wir es einfach. Erinnere dich deshalb immer wieder daran, durch die Nase ein- und auszuatmen. Diese Atmung ist wie ein Surfbrett, das dich durch die Yoga-Praxis trägt. Wenn du sie zwischendurch verlierst, nicht schlimm: Einfach wieder auf das Surfbrett deiner Atmung aufsteigen und weiter geht's.

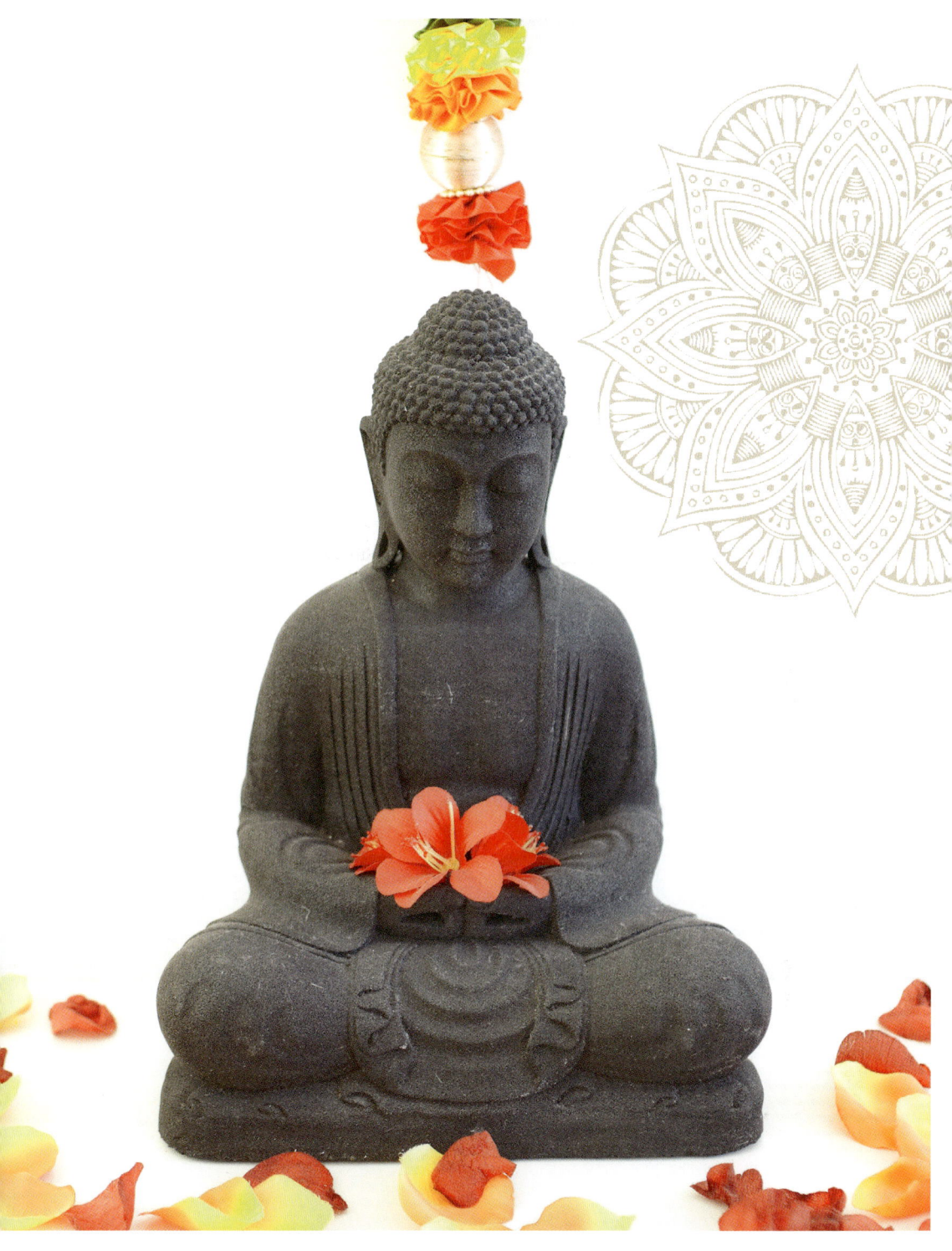

FLOW
»EasyPeasy MiniMobi«

Dieser kleine Flow eignet sich hervorragend als Mobilisation oder als kleine Praxis für zwischendurch: Wenn du eine Pause brauchst, dich sehr steif und verspannt fühlst, aber nicht viel Zeit hast. Koordiniere dabei deine Atmung mit der Bewegung. Lasse dir im Anschluss einen Moment Zeit, um die Wirkung dieser Mobilisation zu spüren.

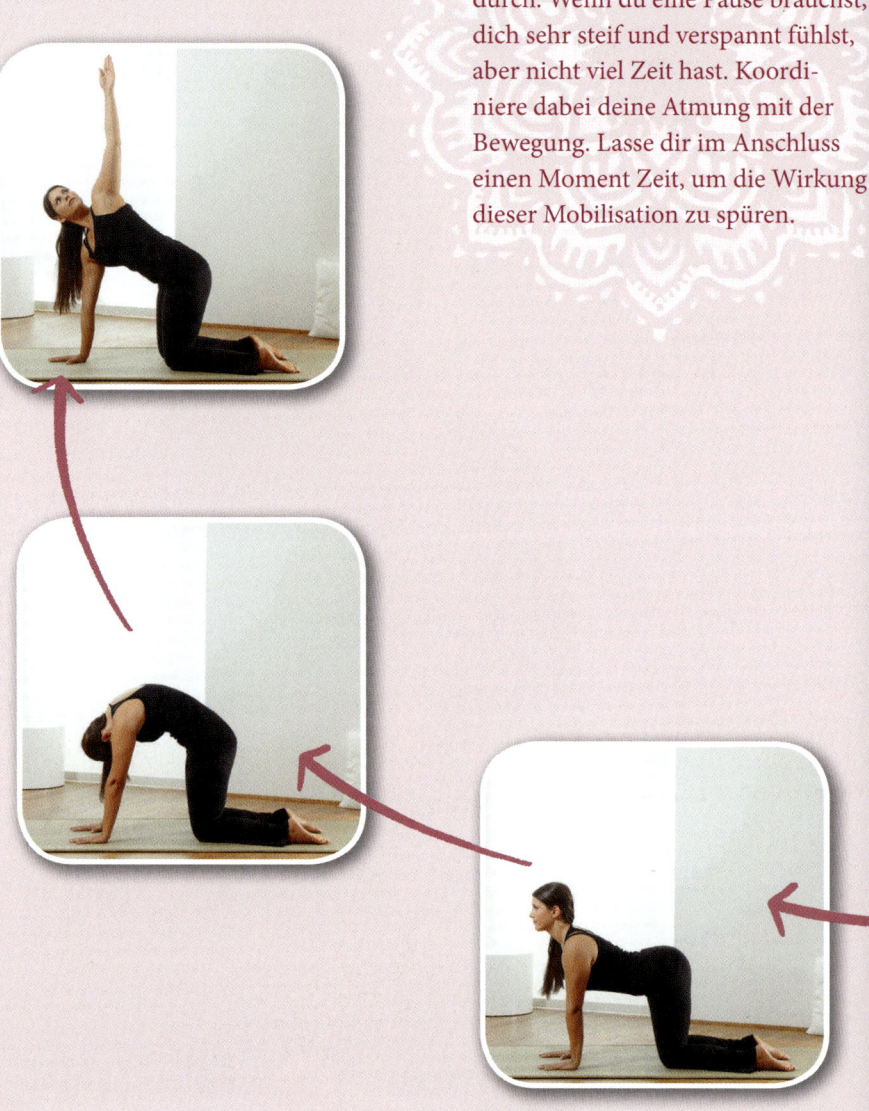

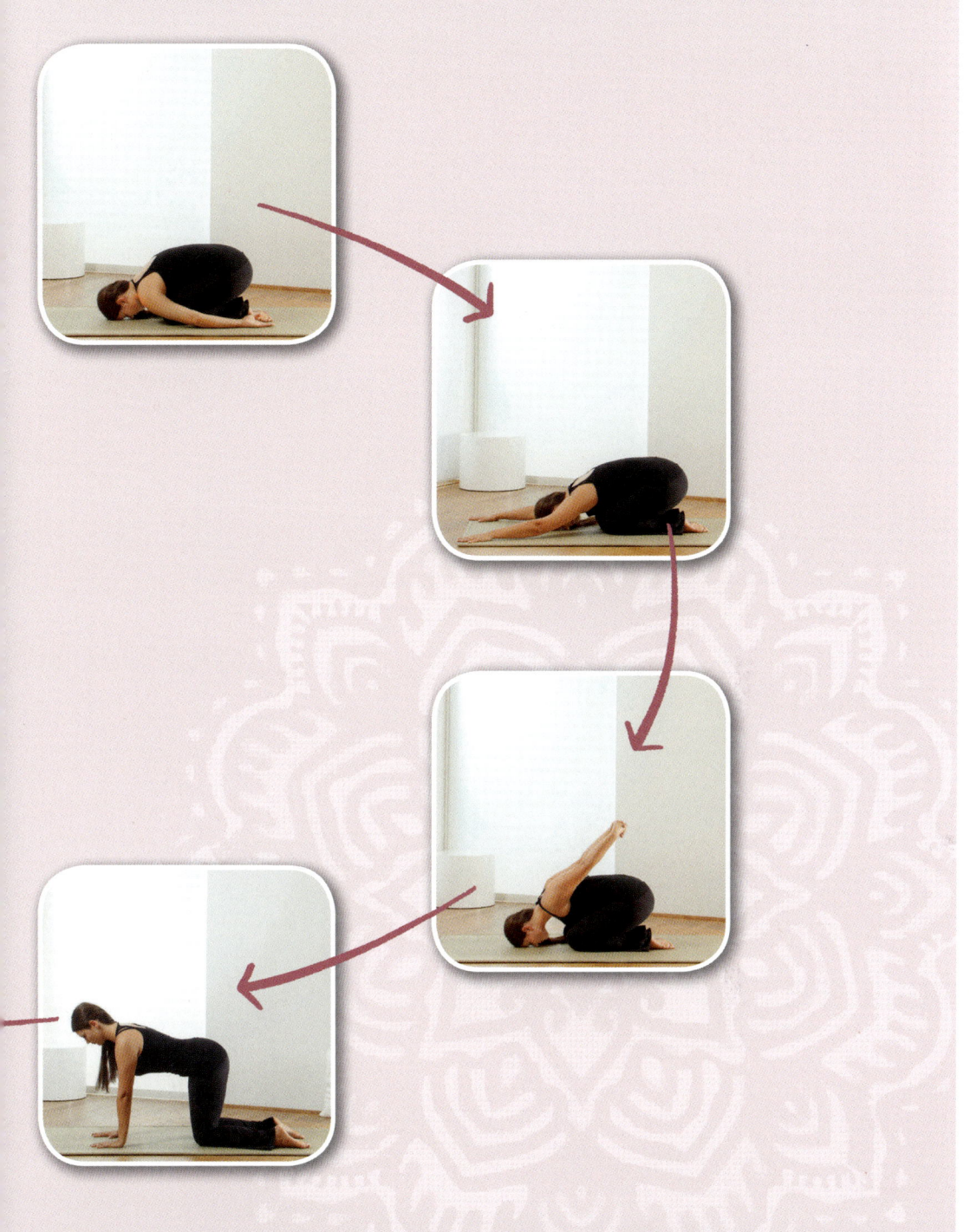

»GO WITH THE FLOW« –
der Sonnengruß

Nun übst du den Sonnengruß (Surya Namaskar) ¬– ein wunderbares Ganzkörpertraining, das deine gesamte Körpermuskulatur, also Rücken, Bauch, Beine, Arme und Gelenke aufwärmt, dehnt und kräftigt. Du entlastest außerdem deinen Rücken, weitest deinen Brustkorb, öffnest die Schultern und durchblutest dein Gehirn. Du bekommst frische Energie und wirst gleichzeitig ruhiger. Und du linderst gegebenenfalls Bauch- und Rückenschmerzen. Der Sonnengruß, den es je nach Traditionslinie in zahlreichen Varianten gibt, wird in der Regel morgens geübt. Um somit körperlich gestärkt, geistig zentriert und zufrieden im Herzen in den Tag zu starten. Jeden Tag geübt, ist uns Gesundheit und ein langes Leben voller Glück und Zufriedenheit vergönnt. So heißt es in der Yoga-Literatur. Es lohnt sich also! Mit ein paar Runden voller Sonnengrüße ist der Tag dein Freund!

1 TADASANA
Bergposition

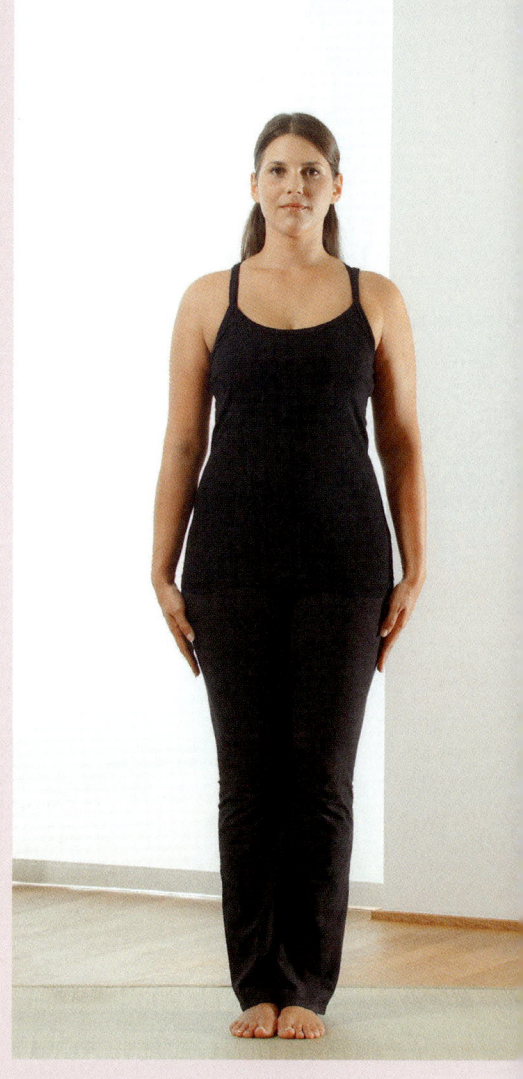

Komme in einen aufrechten Stand, führe deine Großzehballen zusammen und ziehe die Fersen leicht nach außen. Sollte dieser enge Stand instabil für dich sein, dann setze die Füße hüftgelenkweit auf. Ziehe die Kniescheiben hoch und spanne die Oberschenkel ein wenig an. Hebe dein Schambein hoch zum Bauchnabel und spüre, wie du dadurch deine Mitte stabilisierst. Entspanne deine Schultern von den Ohren weg und ziehe die Fingerspitzen nach unten, dein Brustbein dabei hoch. Ziehe die Krone deines Kopfes nach oben und senke dein Kinn einen Hauch in Richtung Brustbein ab, um so Länge in der Halswirbelsäule zu erzeugen. Die Füße pressen in den Boden. Über den Zug hoch in die Krone des Kopfes entsteht der Gegenzug.

▌Übrigens …
… haben viele Asanas sehr plakative Namen. Nutze die Kraft der Bilder. Hier z. B. das Bild eines Berges: Du stehst fest und stabil wie ein Fels in der Brandung, komme was wolle.

URDHVA HASTASANA
Bergposition mit erhobenen Armen

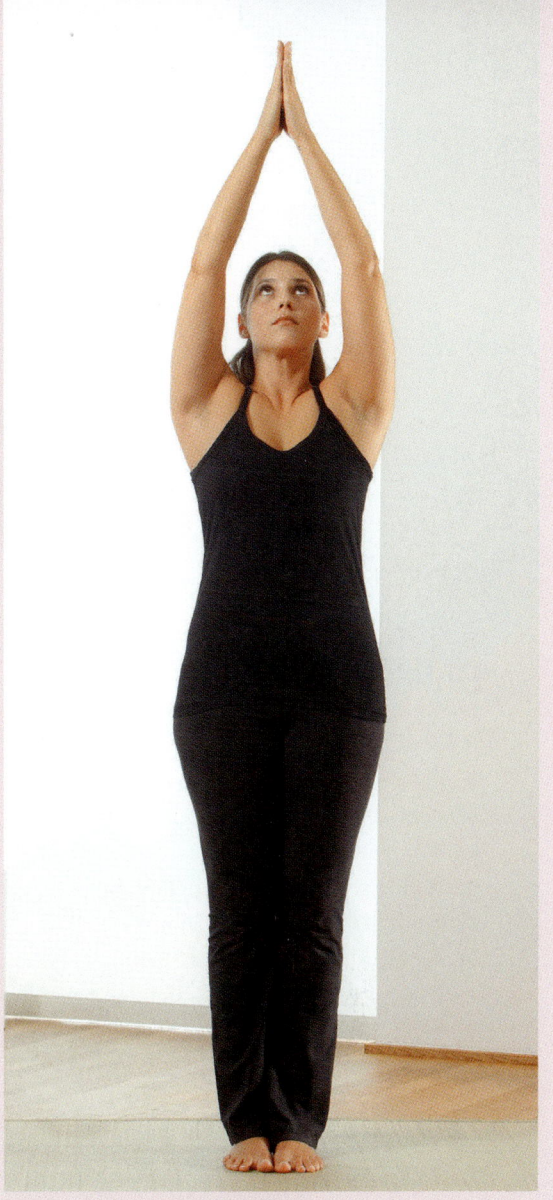

In der Einatmung hebst du deine Hände nach oben und führst sie über dem Kopf zusammen. Abgesehen davon, behältst du die Ausrichtung der Bergposition bei. Wenn du merkst, dass sich dabei deine Schultern zu den Ohren hochziehen, dann öffne die Hände so weit, bis du deine Schultern wieder entspannen kannst. Oft heben wir unbewusst die Schultern hoch zu den Ohren und wundern uns über Verspannungen. Achte auch jenseits der Matte immer wieder darauf, die Schultern zu entspannen und sanft nach unten zu ziehen.

Übrigens ...

... es ist, wie es ist! Vielleicht lassen es deine Schultern noch nicht oder auch nie zu, dass du die Hände über dem Kopf zusammenführen kannst. Jeder Körper ist einzigartig und hat seine eigene Geschichte, seine eigenen Vorlieben und Abneigungen. Auf jeden Fall ist dein Körper schön, genau so, wie er ist! Passe deshalb die Asana immer deinem Körper an und nicht umgekehrt.

UTTANASANA
Vorbeuge im Stehen

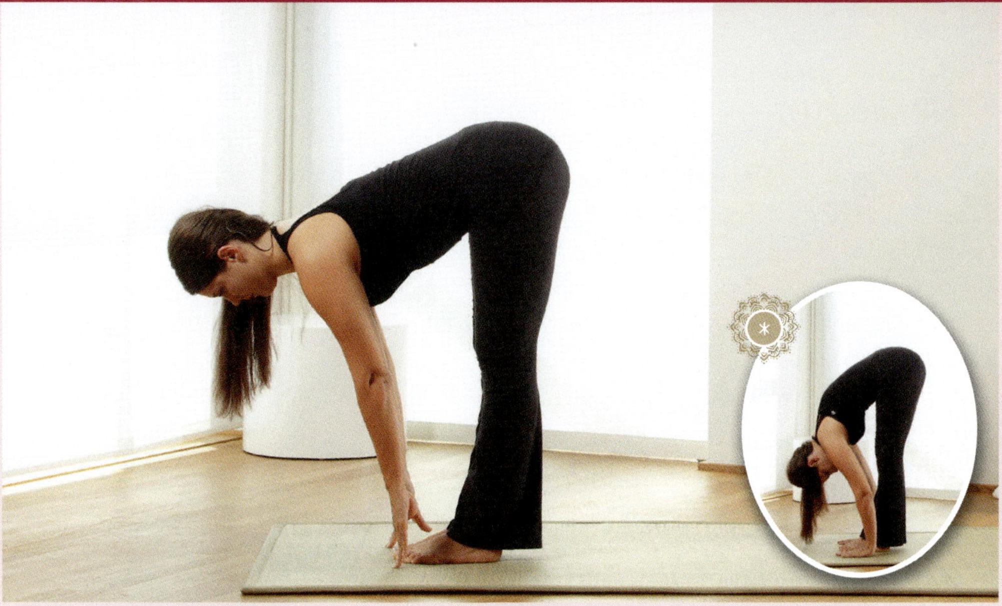

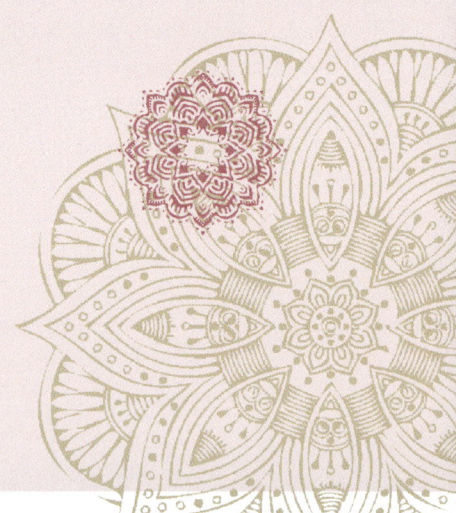

In der Ausatmung beugst du aus der Bergposition deinen Oberkörper nach vorn und setzt die Hände auf. Wenn die Hände noch nicht zum Boden kommen, beuge einfach die Knie etwas an. Dein Rücken bleibt gerade, deine Beine, so gut es geht, gestreckt. Ziehe die Schultern weg von den Ohren, deine Sitzhöcker nach hinten und oben und die Krone deines Kopfes nach vorn. Schaffe so viel Länge wie möglich in deinem unteren Rücken.

 Variante

Mit etwas mehr Übung ziehst du deinen Bauch in Richtung Oberschenkel und die Krone deines Kopfes nach unten.

SANCHALANASANA
Ausfallschritt

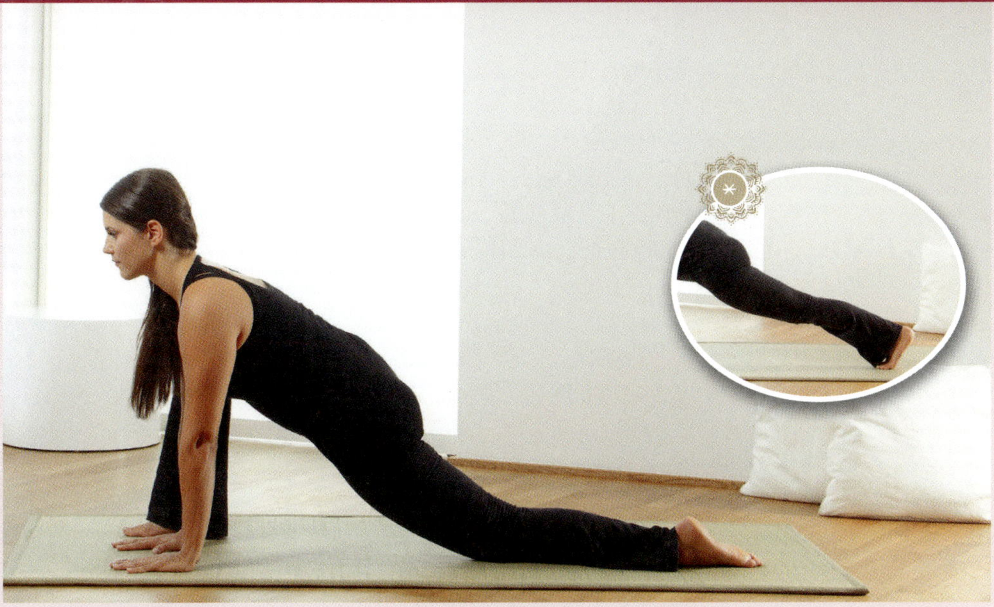

Setze in der Einatmung aus der Vorbeuge ein Bein weit zurück und senke das Knie zum Boden ab. Dein vorderes Kniegelenk ist über deinem Fußgelenk ausgerichtet. Setze die Hände flach auf, ziehe dein Brustbein etwas hoch und die Krone des Kopfes nach vorn, so dass dein Nacken in der Verlängerung der Wirbelsäule lang bleibt.

Variante
Mit etwas mehr Übung hebst du das hintere Knie. Ziehe dabei die Ferse zurück, so dass deine Beinmuskulatur aktiviert und gestärkt wird.

ADHO MUKHA SHVANASANA
Herabschauender Hund

Setze aus dem Ausfallschritt mit der nächsten Ausatmung beide Füße hinten hüftgelenkweit nebeneinander. Deine Hände sind etwas mehr als schulterweit auseinander und weit aufgefächert. Du schiebst dich kraftvoll in die Hände und drehst die Unterarme leicht nach innen. Die Ellbogenbeugen schauen sich an, damit du deine Gelenke nicht überstreckst. Gleichzeitig drehst du deine Oberarme nach außen und ziehst die Schultern weg von den Ohren. Nun schiebst du dein Steißbein und deine Sitzhöcker nach hinten und oben, streckst die Beine. Dabei ziehst du die Oberschenkel nach hinten und die Fersen Richtung Boden. Beuge und strecke deine Beine, um so viel Länge wie möglich aus deinem Rücken zu holen. Wenn du merkst, dass sich dein Rücken rundet, lasse lieber die Beine ein wenig gebeugt.

▍Übrigens …

… beobachte bei nächster Gelegenheit einmal einen Hund, wie er sich nach einem Schläfchen köstlich reckt und streckt. Genau so sind viele Asanas entstanden: Yogis haben zu allen Zeiten Flora und Fauna genau beobachtet und kopiert.

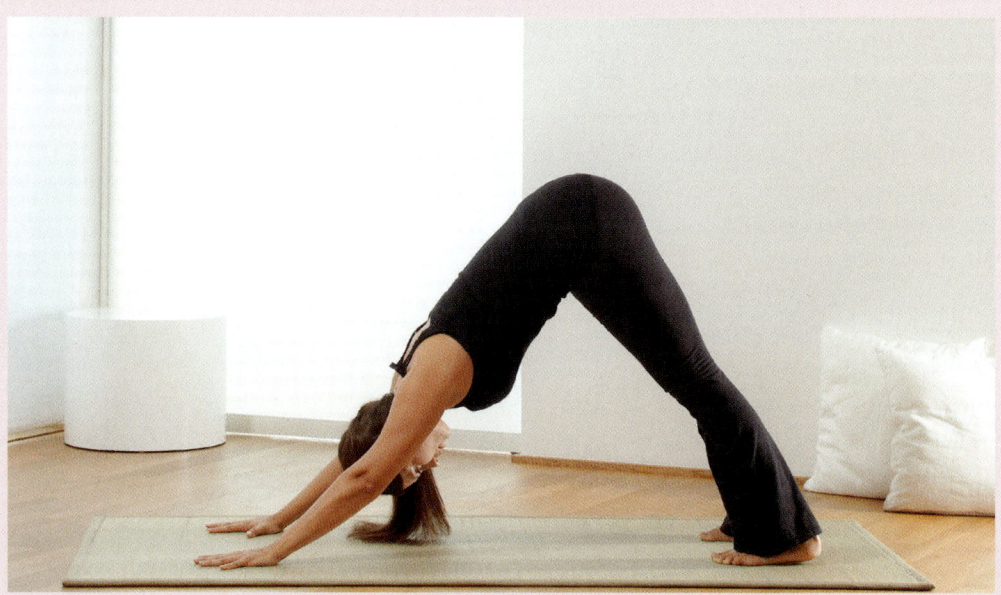

SALAMBA DANDASANA
Brett

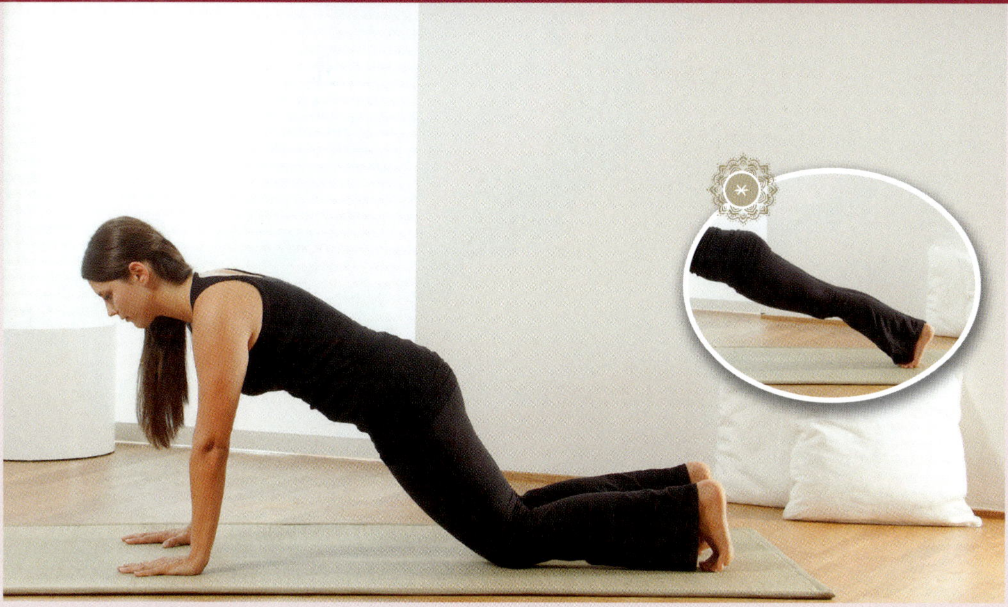

Aus dem Hund ziehst du in der Einatmung die Schultern über deine Handgelenke und senkst die Knie zum Boden ab. Strecke deine Arme mit der gleichen Innen- und Außenrotation wie im Hund und verteile dein Gewicht auf Hände und Knie. Aktiviere deine tiefliegende Bauchmuskulatur, indem du dein Schambein Richtung Bauchnabel und deinen Bauchnabel nach innen und oben ziehst. Ebenso presst du dich zwischen deinen Schulterblättern nach oben, ohne den Rücken zu runden.

Variante
Mit etwas mehr Übung hebst du deine Knie vom Boden ab. Die Beine helfen mit, indem du die Oberschenkel nach oben und die Fersen nach hinten ziehst.

13 CHATTURANGA DANDASANA
Liegestütz

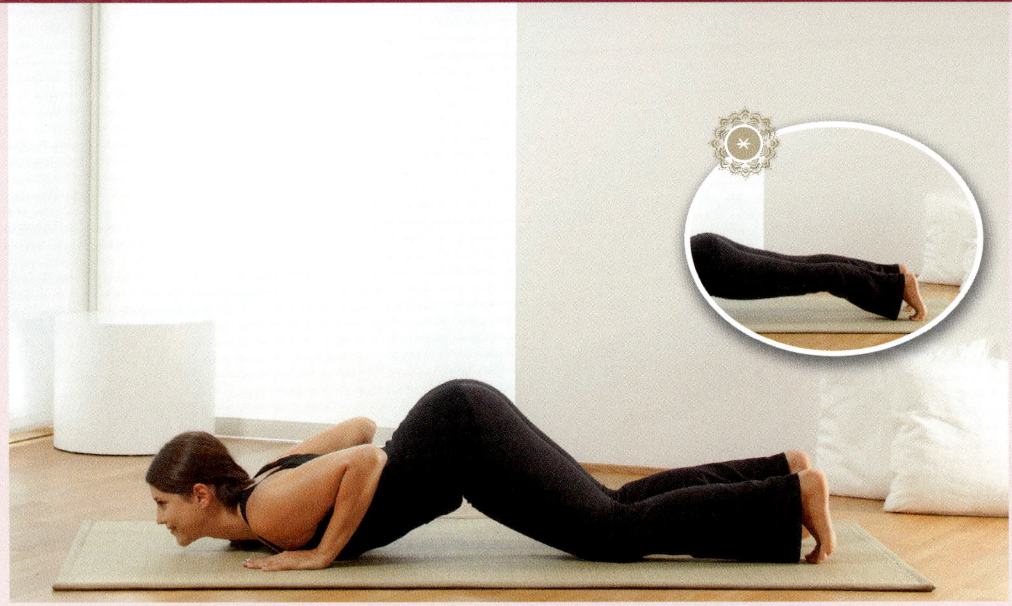

In der Ausatmung kommst du mit der Brust zwischen deine Hände und mit dem Kinn auf den Boden, dein Po bleibt dabei in der Luft. Wenn du zu viel Druck in den Nacken- und Lendenwirbeln verspürst, dann deute diesen Ablauf nur an und komme in die Bauchlage.

 Variante
Mit etwas mehr Übung kommst du steif wie ein Brett nach unten, aber nur, wenn du weder in der Mitte noch in den Schultern einbrichst.

❙Übrigens …
… es gibt immer einen Ausweg! Wenn dir das Brett und der Liegestütz noch zu anstrengend sind, dann komme einfach in der Ausatmung auf die Knie und in die Kindeshaltung.

BHUJANGASANA
Kobra

(14)

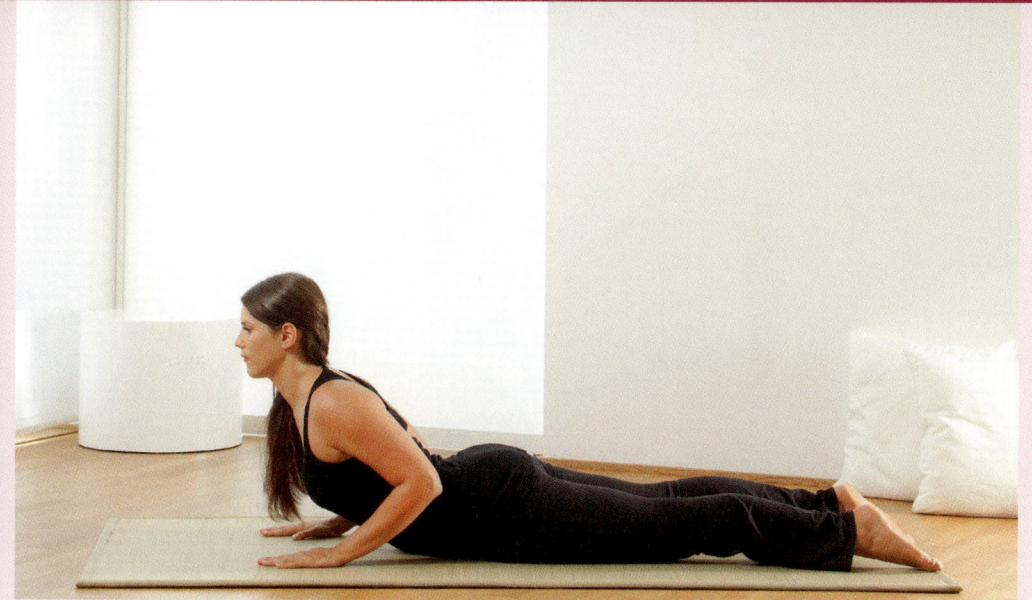

Fließe in der Einatmung in die Bauchlage und hebe deinen Oberkörper an. Löse die Hände und komme erst einmal nur so weit hoch, wie du dich mit deiner Rückenmuskulatur halten kannst. Setze dann wieder die Hände gefächert neben deiner Brust auf, rolle die Schulter zurück und die Schulterblätter zusammen. Die Ellbogen hältst du eng am Körper. Lege den Fußspann auf und presse ihn in den Boden, so dass deine Knie abheben. Die Beine können geschlossen oder etwas geöffnet sein, auf jeden Fall drehen die Oberschenkel etwas nach innen. Probiere aus, in welcher Beinposition dein unterer Rücken Weite behalten kann. Gleichzeitig presst du dein Schambein in den Boden und ziehst es hoch zum Bauchnabel, um in der Mitte stabil zu bleiben.

▎Übrigens …
… es gibt kein Richtig oder Falsch – nur anders! Für jede Asana, egal ob Hund, Katze oder Kobra, gibt es je nach Stilrichtung viele unterschiedliche Anleitungen. Wundere dich also nicht, wenn du bei einem anderen Lehrer andere Anweisungen bekommst. Da hilft nur ausprobieren, was deinem Körper am besten bekommt! Viele Wege führen nach Rom bzw. zur Erleuchtung.

FLOW
»Go with the Flow«

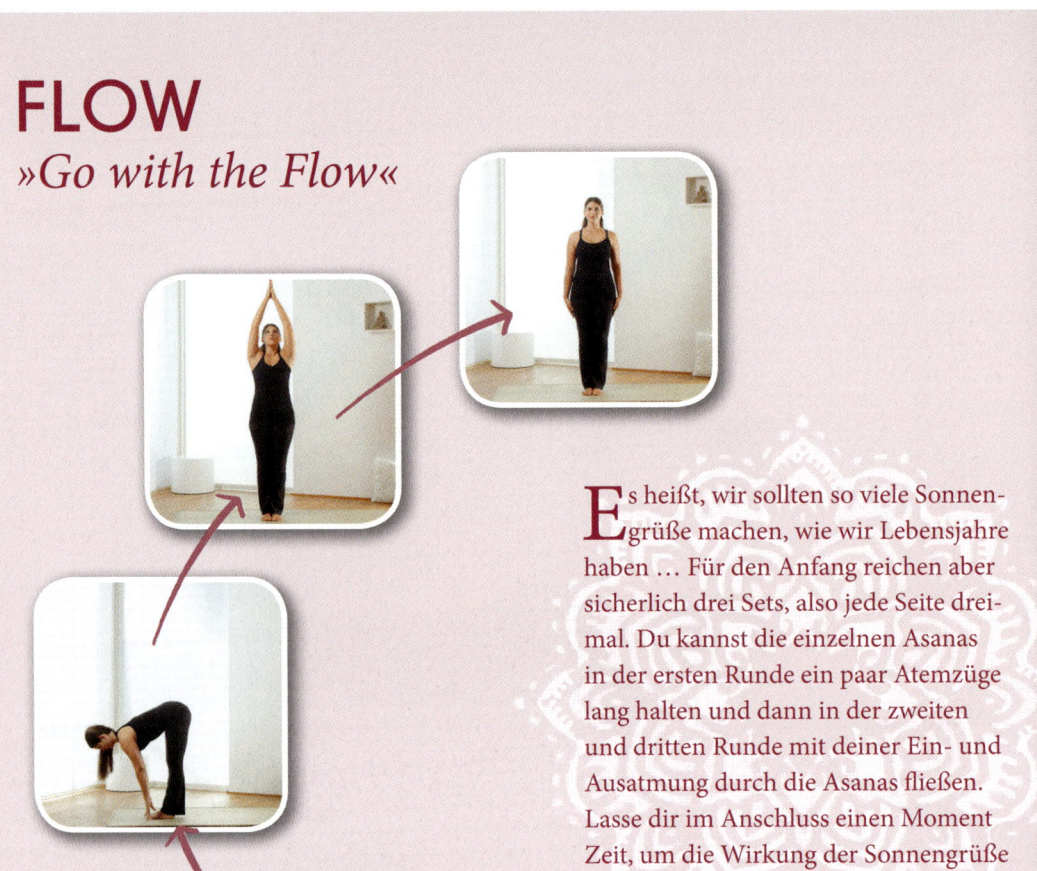

Es heißt, wir sollten so viele Sonnengrüße machen, wie wir Lebensjahre haben ... Für den Anfang reichen aber sicherlich drei Sets, also jede Seite dreimal. Du kannst die einzelnen Asanas in der ersten Runde ein paar Atemzüge lang halten und dann in der zweiten und dritten Runde mit deiner Ein- und Ausatmung durch die Asanas fließen. Lasse dir im Anschluss einen Moment Zeit, um die Wirkung der Sonnengrüße zu spüren.

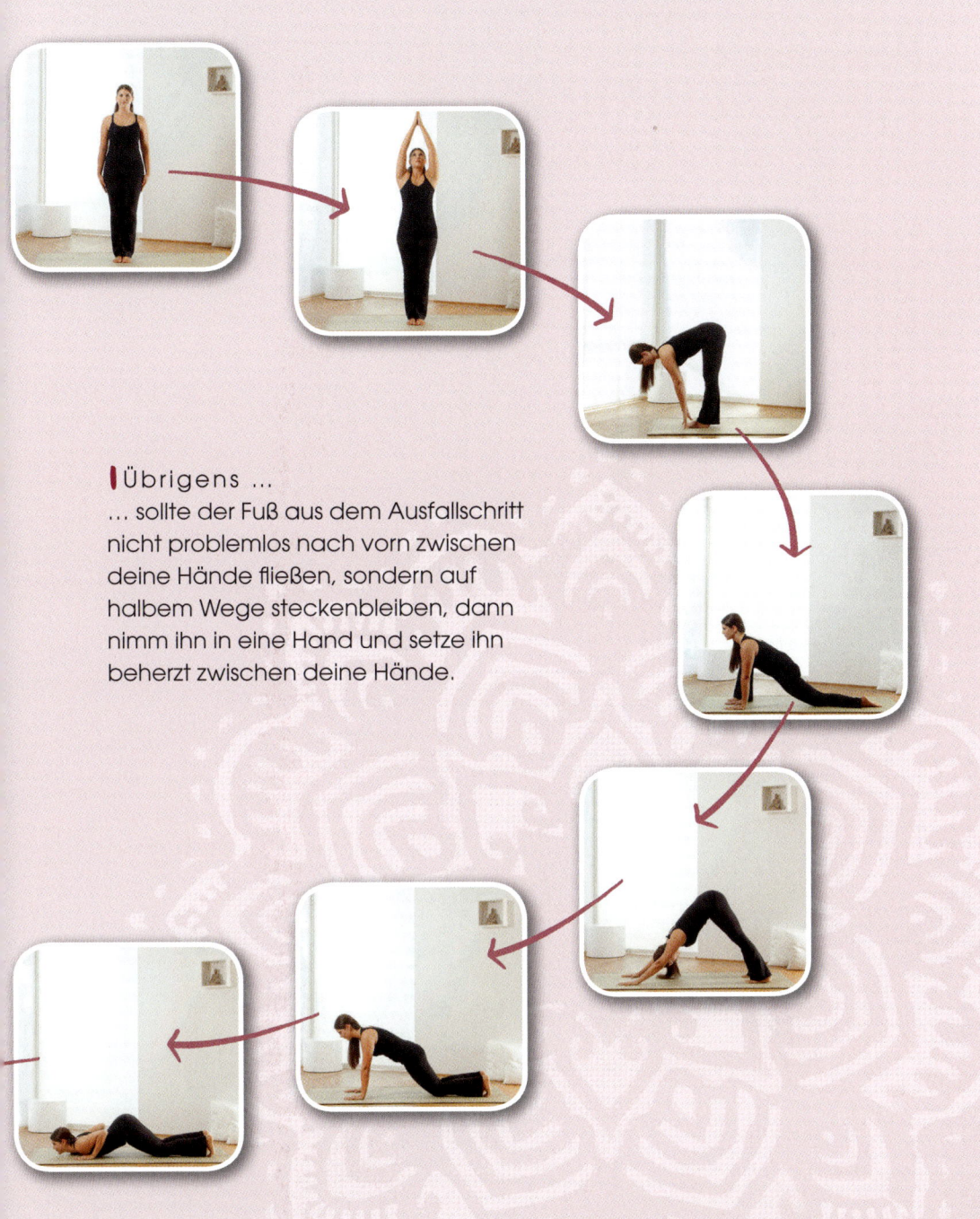

▌Übrigens ...
... sollte der Fuß aus dem Ausfallschritt nicht problemlos nach vorn zwischen deine Hände fließen, sondern auf halbem Wege steckenbleiben, dann nimm ihn in eine Hand und setze ihn beherzt zwischen deine Hände.

Übergang von
9 Uttanasana zu 7 Tadasana

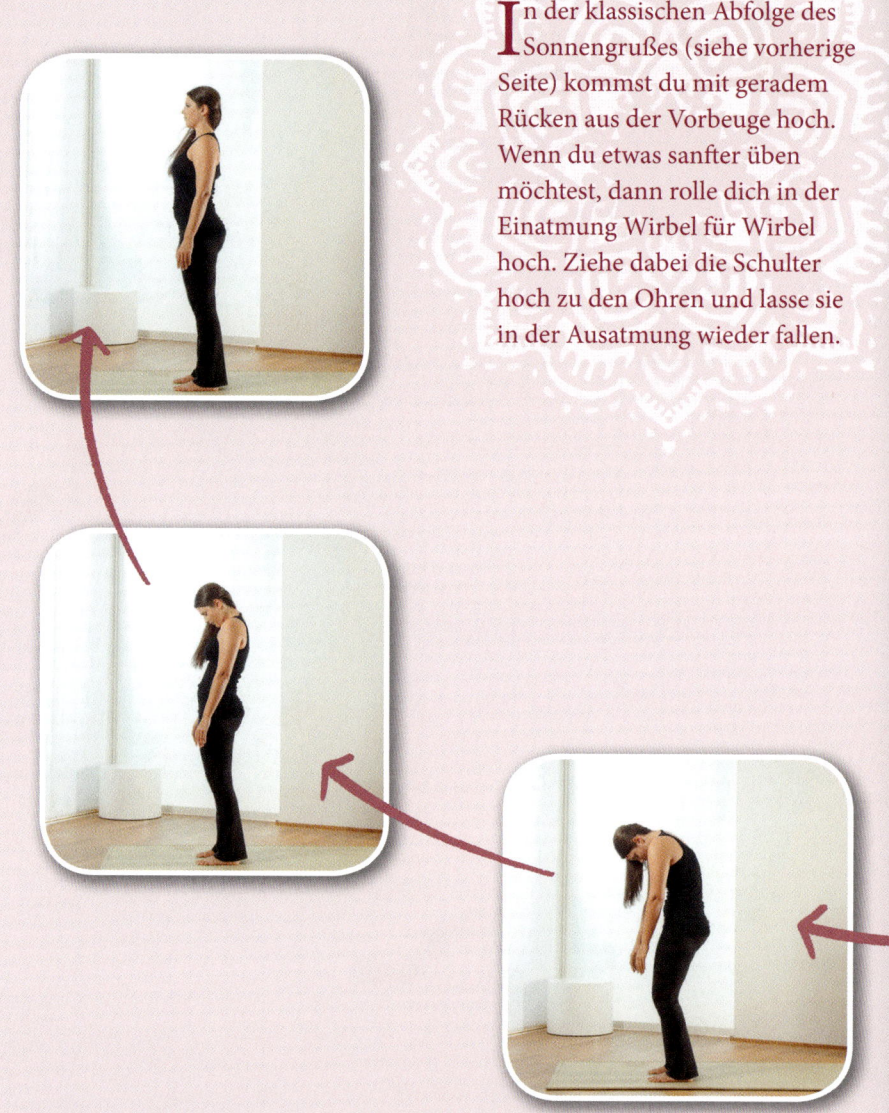

In der klassischen Abfolge des Sonnengrußes (siehe vorherige Seite) kommst du mit geradem Rücken aus der Vorbeuge hoch. Wenn du etwas sanfter üben möchtest, dann rolle dich in der Einatmung Wirbel für Wirbel hoch. Ziehe dabei die Schulter hoch zu den Ohren und lasse sie in der Ausatmung wieder fallen.

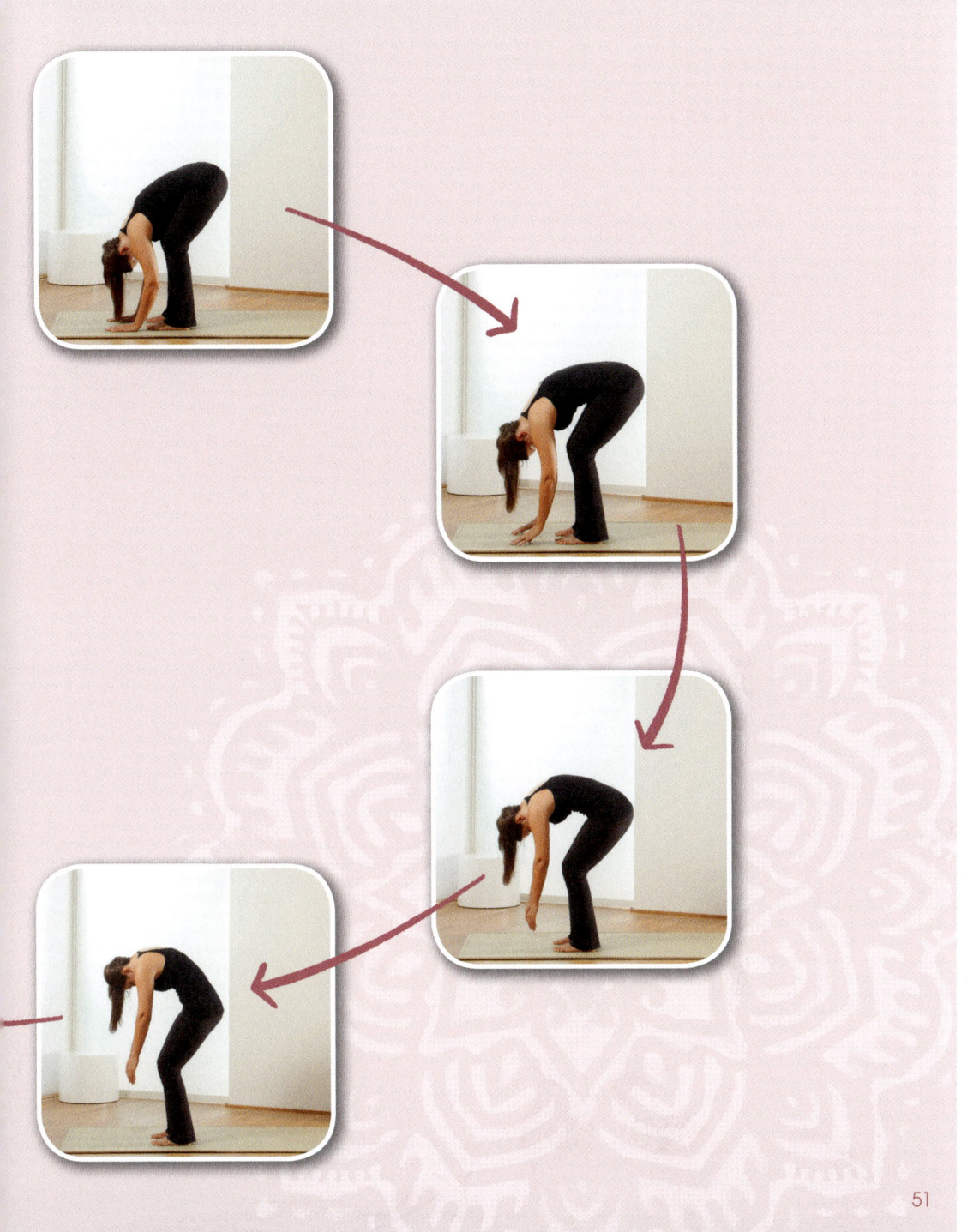

»SOLID AS A ROCK« –
stärke deine Beine und das Gleichgewicht

Freue dich jetzt auf die stehenden Positionen. Die Abfolge ist ein absoluter Allrounder: Sie kräftigt deine gesamte bein- und rumpfaufrichtende Muskulatur und beugt, dehnt und streckt deine Wirbelsäule in alle Richtungen. Gleichzeitig forderst du dein Gleichgewicht heraus. Zudem löst du Spannungen in der Rückenmuskulatur, im Schultergürtel, im Nacken sowie im Brustraum. Diese Sequenz schenkt dir das Gefühl von Kraft, Standfestigkeit und Durchhaltevermögen sowie von Ausgeglichenheit und Balance. Sie wird üblicherweise nach den Sonnengrüßen geübt und wird dir leichter fallen, wenn du schon ein bisschen aufgewärmt bist. Du kannst sie aber auch separat üben, wenn um dich herum gerade die »Stürme des Lebens« toben und dir nach innerer Balance, Sicherheit und Stärke zumute ist.

VRIKSHASANA
Baum

Komme in den aufrechten Stand und presse den Fuß deines Standbeines fest in den Boden. Gleichzeitig ziehst du die Krone deines Kopfes nach oben. Hebe in der Einatmung den anderen Fuß etwas, öffne die Hüfte und setze in der Ausatmung die Zehenspitzen an der Seite deines Standfußes auf. Lege die Handflächen zusammen und berühre als Konzentrationspunkt dein Brustbein mit deinen Daumen. Halte drei bis fünf Atemzüge und setze den Fuß wieder ab.

 Variante

Mit etwas mehr Übung setzt du deine Fußsohle auf die Innenseite deiner Wade oder deines Oberschenkels und hebst die Arme nach oben.

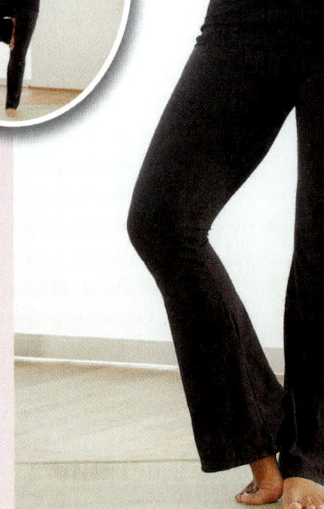

VIRABHADRASANA III
Krieger III

Presse mit deinem Standfuß fest in den Boden, hebe in der Einatmung das andere Bein und strecke es in der Ausatmung nach hinten aus. Deine Zehen zeigen nach unten. Gleichzeitig streckst du deine Arme nach vorn, ziehst die Schultern weg von den Ohren und senkst den Oberkörper in dem gleichen Maße ab, wie du dein Bein heben kannst. Dein Körper bleibt in einer Linie. Ziehe die Krone deines Kopfes nach vorn und deine Ferse nach hinten. Wenn deine Arme müde werden, dann strecke sie nach hinten aus. Halte dies drei bis fünf Atemzüge lang und setze den Fuß wieder ab.

Variante
Mit etwas mehr Übung senkst du den Oberkörper weiter ab und hebst das hintere Bein höher, so dass dein Körper eine Waagerechte bildet.

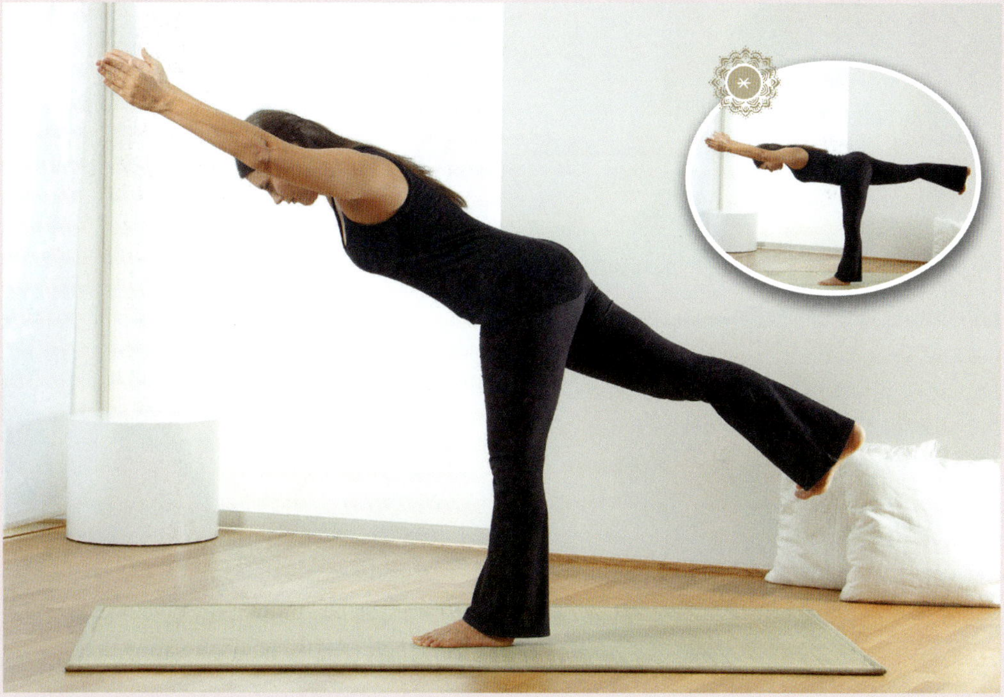

VIRABHADRASANA I
Krieger I

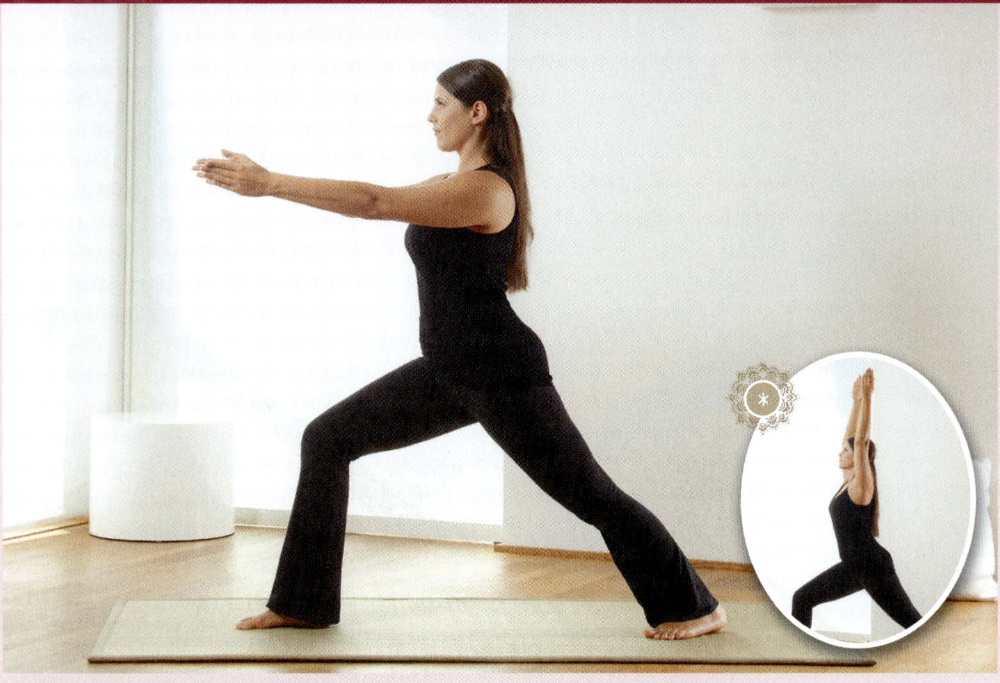

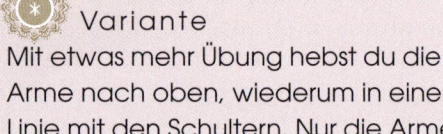

Stelle deine Füße in der Einatmung in einem weiten Schritt hüftgelenkweit auf. Beuge dein vorderes Knie so, dass es über deinem Fußgelenk steht. Dein hinteres Bein ist gestreckt, die Zehenspitzen des hinteren Fußes zeigen in Richtung vorderer Mattenecke. Der Fuß ist also ca. 45 Grad aufgedreht. Strecke die Arme in der Ausatmung geöffnet nach vorn so aus, dass sie mit den Schultern auf einer Linie bleiben. Halte das Ganze drei bis fünf Atemzüge lang und senke dann die Arme.

Variante
Mit etwas mehr Übung hebst du die Arme nach oben, wiederum in einer Linie mit den Schultern. Nur die Arme heben, die Schultern bleiben unten.

VIRABHADRASANA II
Krieger II

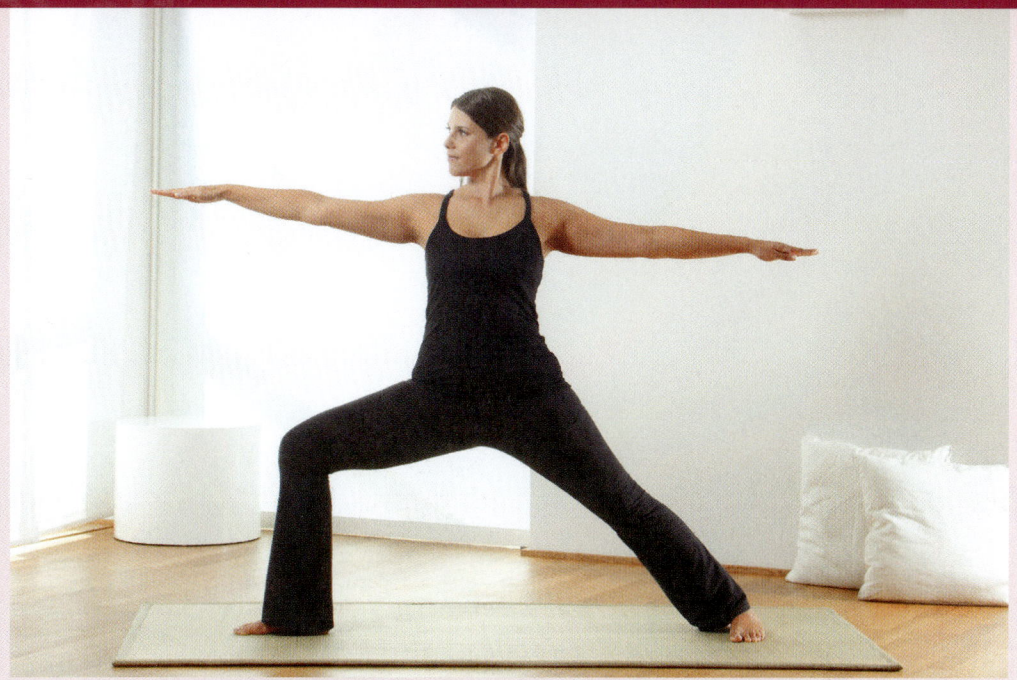

Vergrößere in der Einatmung deinen Schritt aus Krieger I etwas und öffne die Hüfte, indem du den hinteren Fuß 90 Grad aufdrehst. Dein vorderes Knie bleibt über deinem Fußgelenk ausgerichtet, und dein hinteres Bein bleibt gestreckt. Presse aktiv in die Außenkante des hinteren Fußes und sinke mit deinem Steißbein etwas tiefer. Dein Körper bleibt genau in der Mitte ausgerichtet. Strecke die Arme in der Ausatmung auf Schulterhöhe aus, drehe die Handinnenflächen nach unten und ziehe bewusst bis in die Fingerspitzen, damit deine Arme aktiv sind.

Richte deinen Blick nach vorn aus. Halte dies drei bis fünf Atemzüge und senke dann die Arme ab.

▌**Übrigens ...**
... bleib ganz im Hier und Jetzt! Nimm die Erfahrungen aus der Vergangenheit mit (hinterer Arm), schaue unerschrocken in die Zukunft (vorderer Arm) und bleibe mit deinem Körper ganz präsent im Hier und Jetzt. Konzentriere dich auf das, was gerade ansteht.

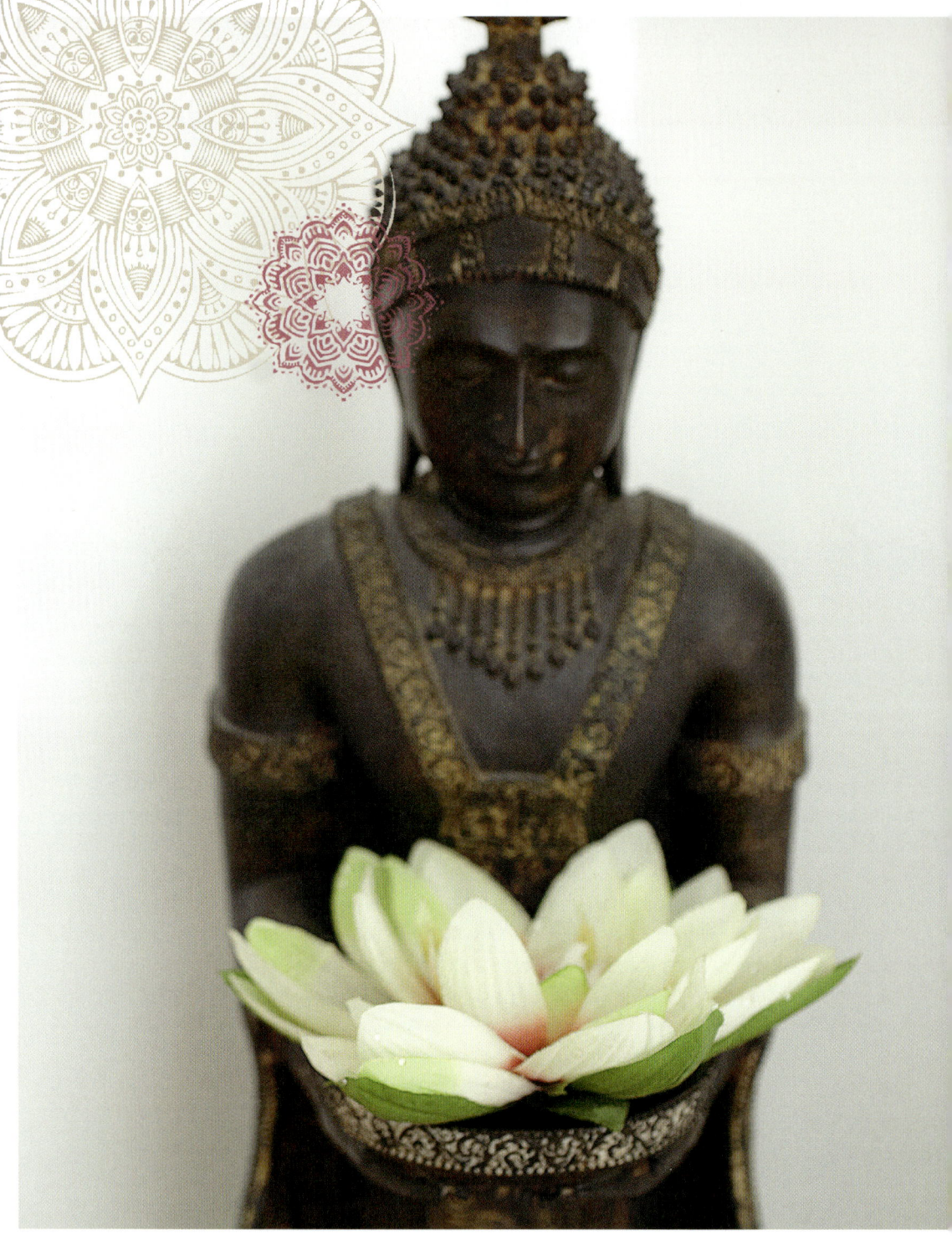

TRIKONASANA
Dreieck

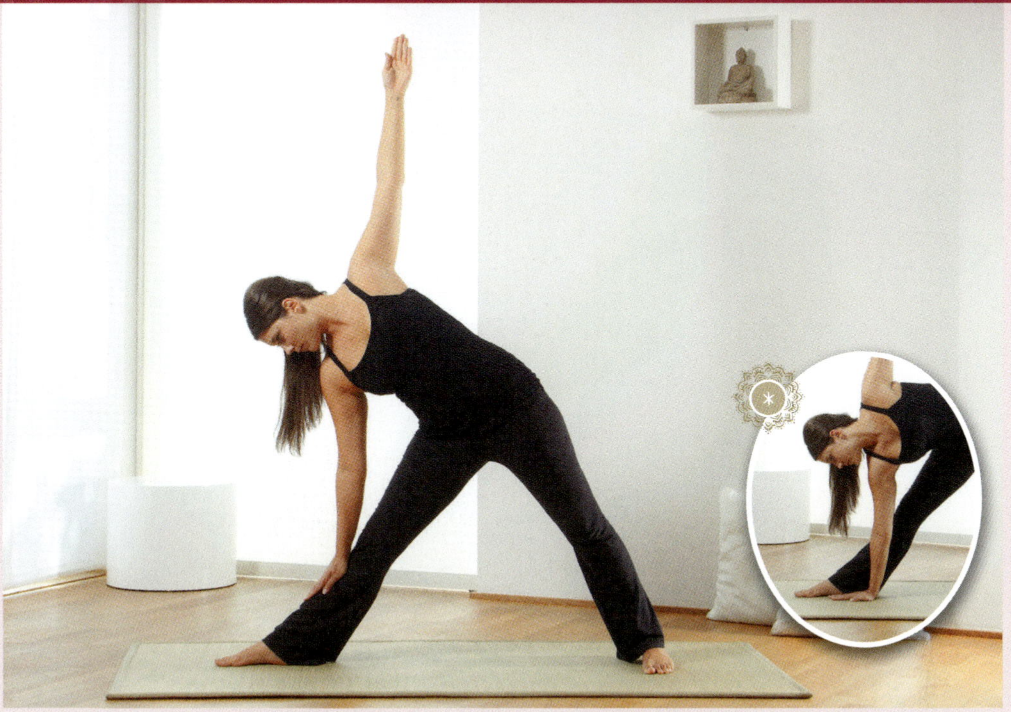

Lasse deine Füße wie im Krieger II aufgestellt und behalte die gleiche Aktivität in den Beinen. Ziehe dich in der Einatmung über dein vorderes Bein nach vorn, so dass deine Flanken schön lang werden, und lege in der Ausatmung deine untere Hand auf dem Schienbein ab. Ziehe dich mit dem oberen Arm energetisch nach oben, so dass deine Arme mit deinen Schultern eine Linie bilden. Ziehe dein Steißbein in Richtung hintere Ferse und stelle dir vor, du würdest in einen schmalen Spalt passen: Dein Oberkörper und deine Beine sind auf einer Linie. Halte die Position drei bis fünf Atemzüge lang und richte dich mit stabiler Bauchkraft wieder auf.

 Variante

Mit etwas mehr Übung setzt du die Hand am Boden ab, aber nur, wenn dein Oberkörper in einer Linie mit den Beinen bleibt.

PARSHVOTTANASANA
Brust-Bein-Dehnung

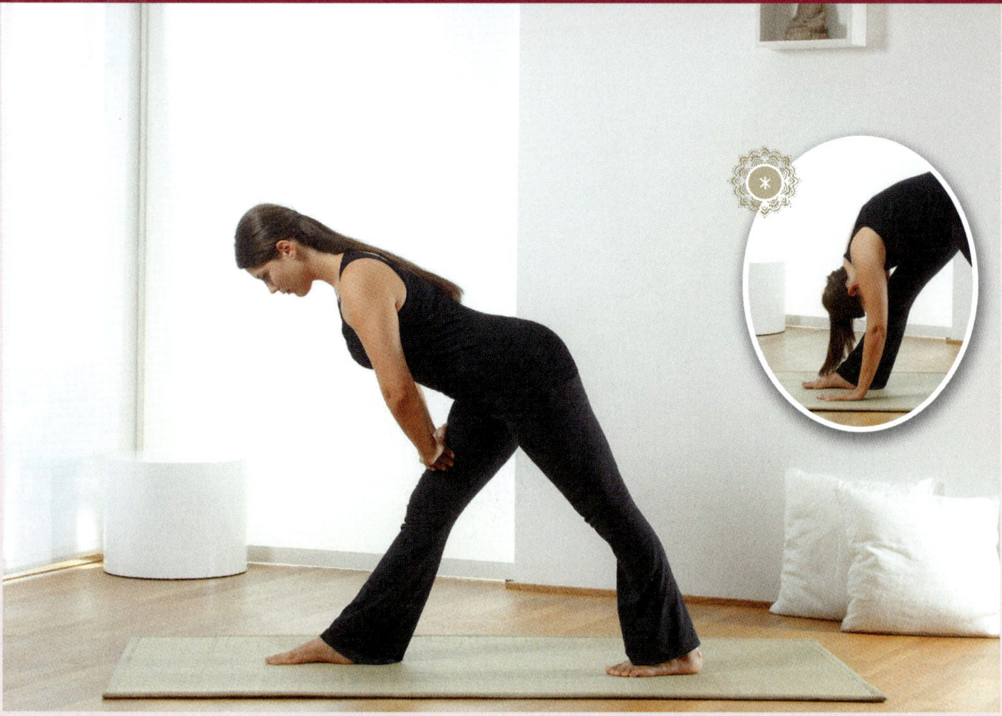

Verkleinere deinen Schritt aus dem Dreieck etwas und setze den hinteren Fuß gerade auf, so dass die Zehen nach vorn zeigen. Beide Hüften bleiben auf einer Höhe. Ziehe deinen Rücken in der Einatmung gerade und lang nach vorn und setze deine Hände in der Ausatmung auf dem Oberschenkel auf. Entspanne die Schulter und schaue nach unten, so dass du die Nackenwirbel langziehen kannst. Halte drei bis fünf Atemzüge und komme wieder hoch.

 Variante

Mit etwas mehr Übung kannst du dich tiefer über dein vorderes Bein beugen und die Hände auf den Unterschenkel oder den Boden aufsetzen. Dein unterer Rücken bleibt gerade, der obere kann sich ein wenig runden, damit du den Schultergürtel entspannen kannst.

PARIVRITTI TRIKONASANA
Gedrehtes Dreieck

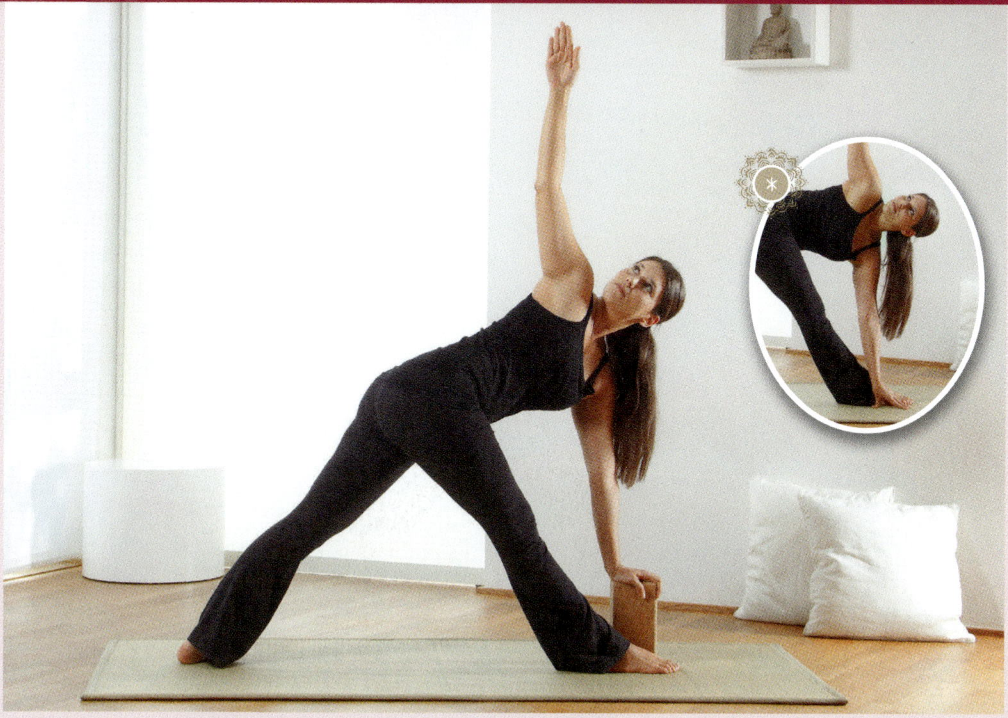

Stelle einen Block hochkant neben deinen vorderen Fuß und komme wieder in die Brust-Bein-Dehnung. Hebe deinen Oberkörper und ziehe deinen Rücken in der Einatmung nochmals lang. In der Ausatmung stützt du die der vorderen Beinseite gegenüberliegende Hand auf den Block, drehst dich seitlich auf und führst den anderen Arm nach oben. Wenn es dein Nacken erlaubt, folgt dein Blick dieser Hand, sonst schaust du einfach nach unten. Dein Becken bleibt parallel ausgerichtet. Ziehe die Hüfte deines vorderen Beines aktiv zurück. Halte drei bis fünf Atemzüge lang, komme wieder in die Brust-Bein-Dehnung zurück und richte dich dann ganz auf.

Variante
Mit etwas mehr Übung kannst du die Hand auf dem Boden absetzen, solange dein Rücken gerade bleibt und du dich um die eigene Achse der Wirbelsäule drehen kannst.

FLOW
»Solid as a rock«

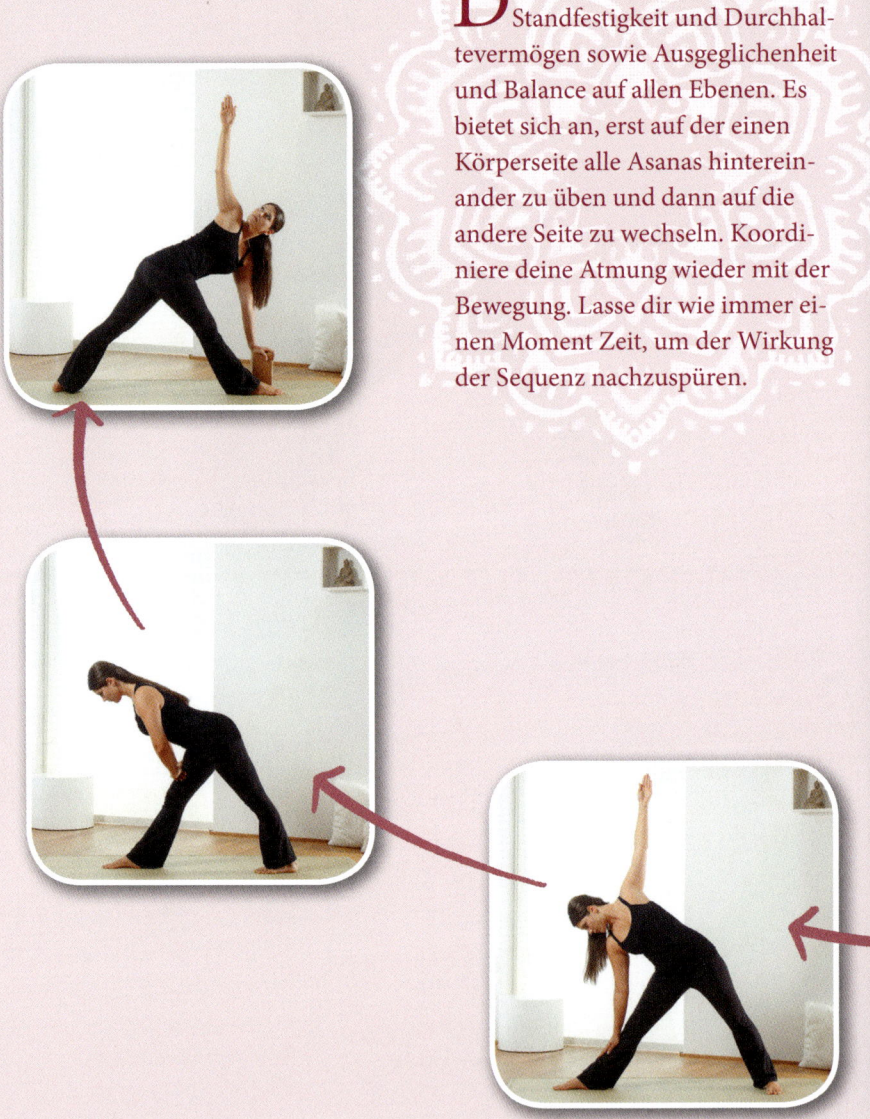

Dieser Flow schenkt dir Kraft, Standfestigkeit und Durchhaltevermögen sowie Ausgeglichenheit und Balance auf allen Ebenen. Es bietet sich an, erst auf der einen Körperseite alle Asanas hintereinander zu üben und dann auf die andere Seite zu wechseln. Koordiniere deine Atmung wieder mit der Bewegung. Lasse dir wie immer einen Moment Zeit, um der Wirkung der Sequenz nachzuspüren.

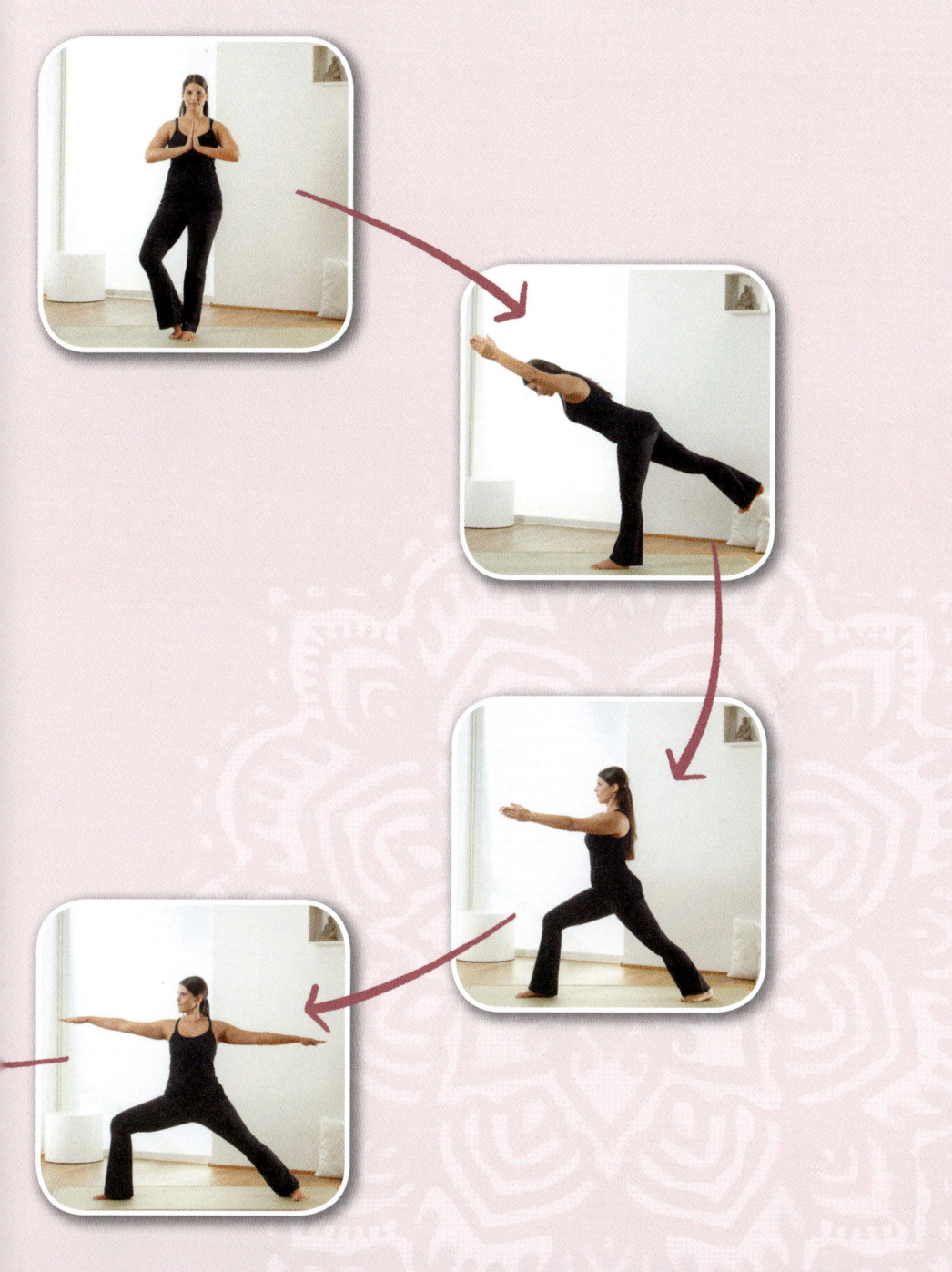

»TOWER OF POWER« –
stärke deine Bauchmuskeln

Mit der nächsten Sequenz widmest du dich deinen Bauchmuskeln. Sind sie gut ausgebildet, geben sie dir Stabilität, schützen deine Wirbelsäule vor Verletzungen und lindern Rückenschmerzen. Sie bilden quasi einen stabilen »Tower of Power«. Die einen nennen es Powerhouse, die anderen Core Integration, wieder andere stabile Mitte. Egal welcher der Begriffe verwendet wird, es sind unsere verschiedenen Bauchmuskelgruppen damit gemeint. Du kennst sicher die länglichen Bauchmuskeln, die sich bei manchen in ein Six-Pack, bei den meisten von uns jedoch in ein solides One-Pack formen. Auch die seitlichen Bauchmuskelstränge kennst du, erlauben sie dir doch, deinen Oberkörper zu drehen. Was dich im Inneren zusammenhält, sind die tiefliegenden Bauchmuskeln. Diese deine »Macht- und Kraftzentrale« kannst du gar nicht oft genug unterstützen, deshalb solltest du die folgenden Übungen immer mal wieder zwischendurch praktizieren. Vor allem, wenn du deine Mitte verloren hast oder sie explizit stärken willst.

ARDHA NAVASANA
Halbes Boot

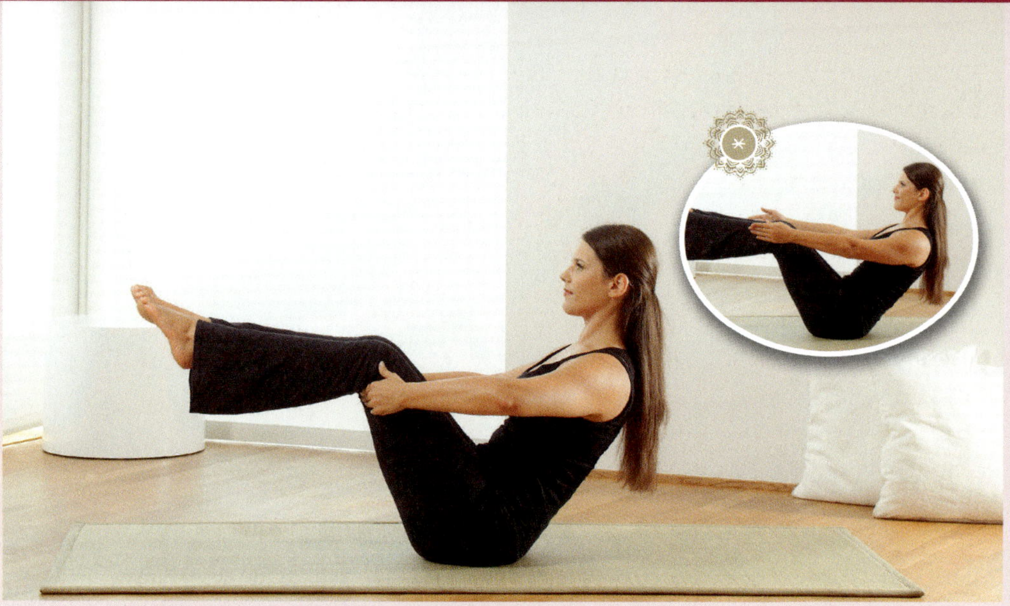

Komme in einen Sitz am Boden. Hebe deine Beine an und halte sie in den Kniegelenken fest. Dein Rücken, insbesondere der untere, bleibt dabei gerade. In der Einatmung ziehst du dein Schambein etwas hoch und in der Ausatmung deinen Bauchnabel nach innen und oben. Spüre, wie du die tiefliegenden Bauchmuskeln durch diese Aktion erreichst und dadurch deinen unteren Rücken stabilisierst. So kannst du unbeschadet deine längliche Bauchmuskulatur aktivieren. Halte diese Aktion drei bis fünf Atemzüge lang und mache dann eine kurze Pause (siehe die folgende Asana, kleines Foto).

In der nächsten Runde drehst du in der Ausatmung den Oberkörper abwechselnd zur Seite und kommst in der Einatmung wieder in die Mitte. So aktivierst du auch deine seitlichen Bauchmuskeln. Die tiefliegende Bauchmuskulatur hältst du, so gut es geht, die ganze Zeit aktiv, spätestens in jeder Ausatmung aktivierst du sie aufs Neue. Wiederhole drei- bis fünfmal und mache dann wieder eine Pause.

Variante
Mit etwas mehr Übung lässt du deine Kniekehlen los und steckst die Arme aus.

TIRANGA SALAMBA DANDASANA
Dreibeiniges Brett

Komme in ein normales Brett (siehe Kapitel 4 »Go with the Flow« Brett). Ziehe in der Einatmung wieder dein Schambein hoch zum Bauchnabel und diesen in der Ausatmung nach innen und oben. Halte die Stabilität in deiner tiefliegenden Bauchmuskulatur und hebe in der Ausatmung langsam ein Bein. Halte dieses Bein drei bis fünf Atemzüge lang oben. Behalte die Stabilität in der Mitte und wiederhole diese Übung abwechselnd mit jedem Bein, sooft du kannst, ohne dich zu überfordern.

Entspanne dich
Nach der Anspannung kommt die Entspannung! Well done! Gönne dir zwischen den Sets eine kleine Pause. Runde den Rücken und lasse Schultern und Kopf hängen.

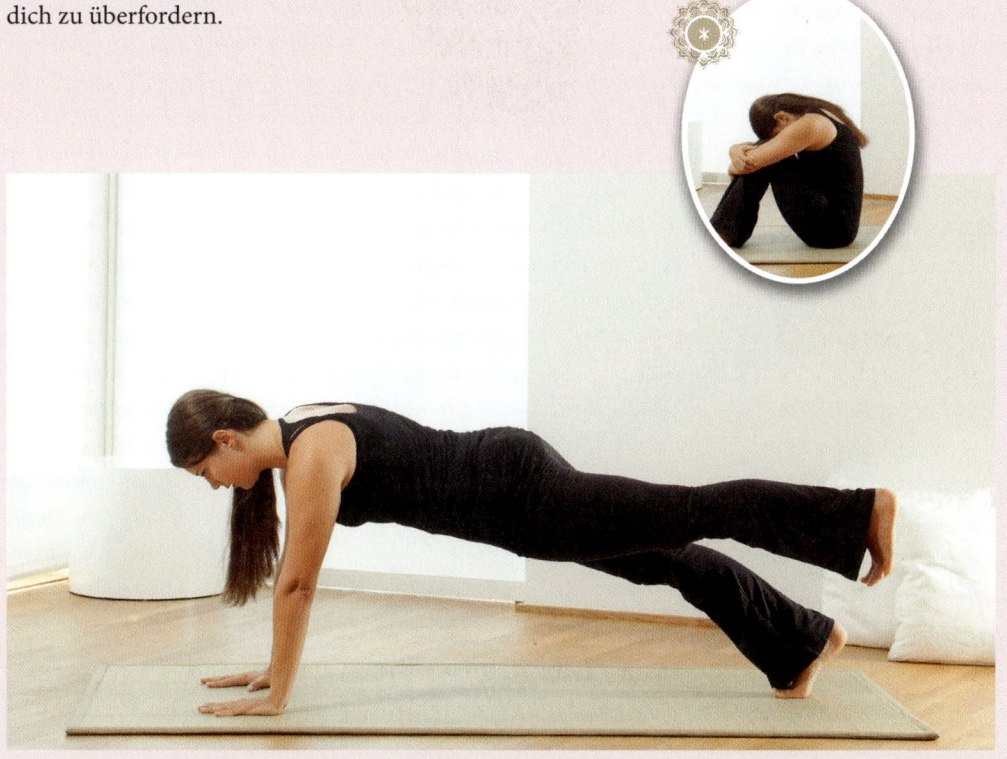

»FLY YOGI FLY« –
stärke deine Arme

Neben all dem intensiven und ernsthaften Üben darf und muss Yoga auch Spaß machen! Wir lernen jetzt das Abheben auf deinen eigenen Händen. Das stärkt nicht nur deine Arm-, Bein- und Bauchmuskulatur, sondern verleiht dir ebenso ein Gefühl von Leichtigkeit und Gleichgewicht. Zudem fördern diese Übungen deine Konzentration und Fokussierung. Es gibt so viele außergewöhnliche Asanas, die uns mit offenem Mund staunen lassen. Wir fragen uns, wie das funktionieren soll. Armbalancen gehören für viele von uns zu solchen Positionen, und du denkst vielleicht: »Das schaffe ich nie.« Aber wer weiß ... Mit etwas Übung und vor allem mit einer gehörigen Portion Spaß am Üben geschehen manchmal Zeichen und Wunder. Nähere dich den Armbalancen spielerisch und ohne dich zu überfordern. Sie brauchen auch ein bisschen Mut – den Mut und das Zutrauen, dass du dich auf eigenen Händen tragen und fliegen kannst! Übe diese Asanas ganz nach Lust und Laune.

VASISHTHASANA
dem Weisen Vasishtha gewidmet

Komme in der Vierfußstand (siehe Kapitel 3 »EasyPeasy MiniMobi« Vierfußstand). Setze einen Fuß hinter den anderen auf und hebe den frei werdenden Arm in die Höhe. Die auf der Matte aufliegende Hand und das Knie bilden mit deinem hinteren Fuß eine Linie. Stabilisiere dich, indem du diese Körperteile fest in den Boden drückst. Öffne die eine Hüfte über die andere und strecke den oberen Arm zur Decke. Deine Schultern und Arme bilden eine Linie. Wenn es dein Nacken erlaubt, richte den Blick auf deine obere Hand, sonst sieh nach unten. Halte dies drei bis fünf Atemzüge lang und wechsele die Seiten.

 Variante

Mit etwas mehr Übung und starkem »Tower of Power« hebst du das untere Knie ab, streckst das Bein und stapelst die Füße übereinander. Zieh dabei die Hüften aktiv nach oben.

❙ Übrigens …

… vergiss nicht das Zauberwörtchen »noch«. Sollte eine Asana bei dir nicht klappen, dann sage dir: »Ich kann das NOCH nicht!«

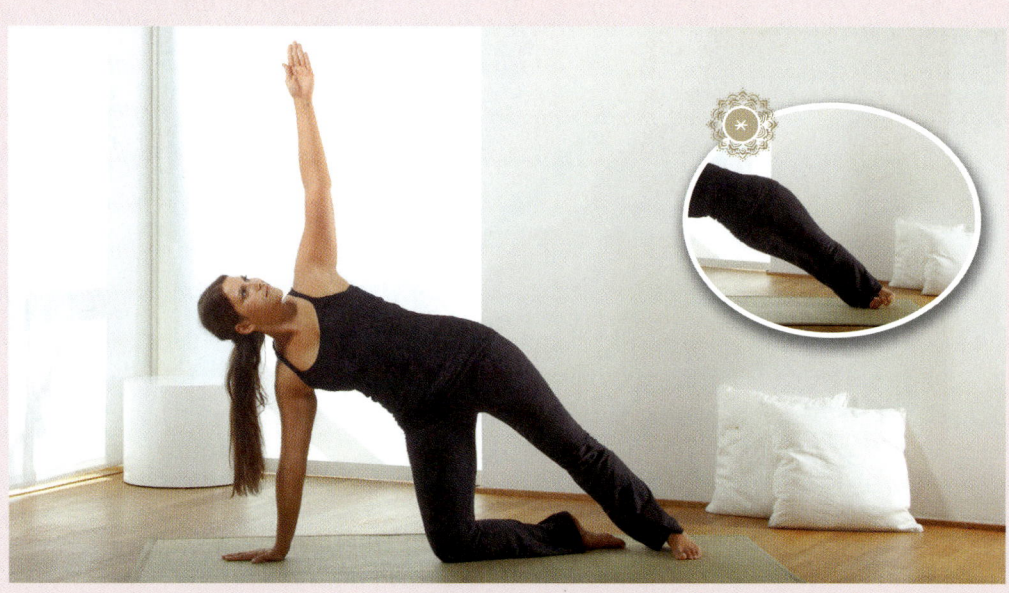

BAKASANA
Die Krähe

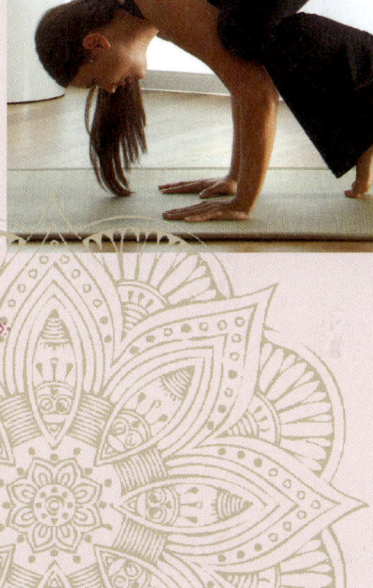

Komme in die Hocke und setze die Hände weit gefächert schulterweitbreit auf. Schaue nach vorn und halte den Blick dorthin ausgerichtet. Bei Bedarf legst du dir eine Decke als mentale Unterstützung auf Höhe des Kopfes ab. Bringe deine Knie so weit wie möglich in Richtung Achselhöhle und lege sie dort auf deine Oberarme ab. Aktiviere deinen »Tower of Power« und verlagere dein Gewicht auf die Hände, indem du deine Arme beugst. Halte deine Ellbogen eng in einer Linie mit deinen Schultern und Händen. Hebe einen Fuß vom Boden ab. Senke ihn wieder ab und hebe den anderen. Puh, ganz schön anstrengend!
Pause. Wiederhole die Übung, so oft du magst und solange du Kraft dazu hast.

Variante
Mit etwas mehr Übung heben vielleicht beide Füße vom Boden ab und du fliegst durch die Lüfte. Nicht erschrecken, wenn es passiert. Lächeln! Atmen!

»ENERGY RELOADED« –
Rückbeugen gegen Verspannunge

Jetzt kommst du zu den Rückbeugen. Sie sind eine echte Wohltat und ein Energy Booster ohnegleichen. Sie lösen Verspannungen in deinem Rücken, deinen Schultern und im Nacken. Zudem beleben sie dein zentrales Nervensystem und versorgen dich mit einem frischen Energieschub. Deine komplette Körpervorderseite wird gedehnt, und deine Brustwirbel werden gestreckt. Auch das Herz kommt nicht zu kurz! Mit diesen Übungen öffnest du dich emotional, begegnest dem, was kommt, mit offenem Herzen. In der Rückbeuge lehnst du dich – wie der Name schon sagt – zurück und öffnest deinen Brustkorb. Rein körperlich ist das für manche von uns eine Herausforderung, weil wir in unserem täglichen Leben oft eher eine »Schlumpfhaltung« mit hängenden Schultern und rundem Rücken einnehmen, z. B. am Schreibtisch oder beim Kinder- bzw. Einkaufstüten-Tragen. Umso wichtiger ist es, immer wieder Rückbeugen zu üben, nicht nur, aber besonders dann, wenn du dich verkrampft und energielos fühlst.

SETU BANDHASANA
Die Schulterbrücke

(26)

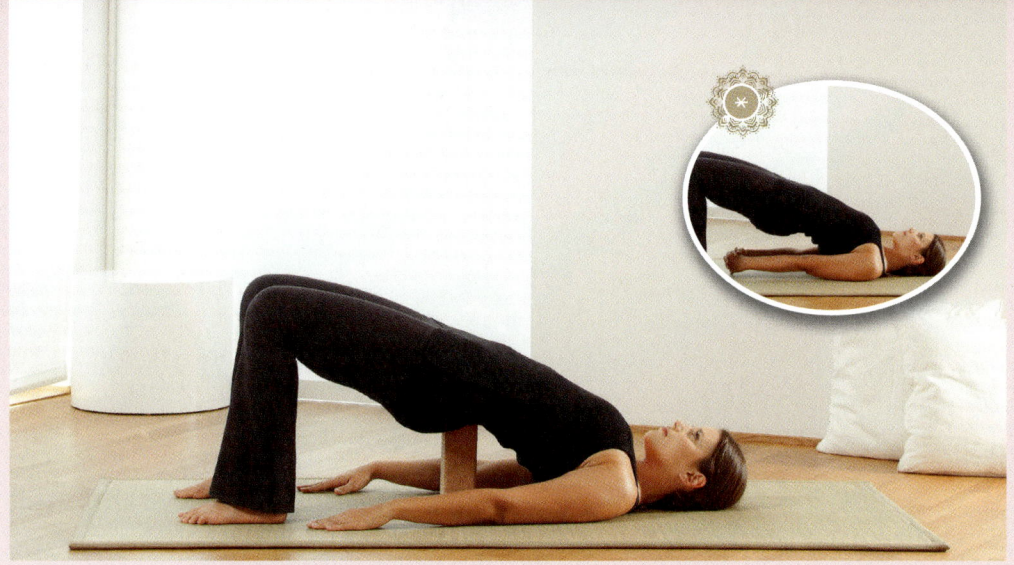

Komme in die Rückenlage und setze deine Füße hüftweit nah am Po auf. Hebe in der Einatmung dein Becken hoch und setze deinen Block entweder flach, halbhoch oder hochkant unter dein Kreuzbein. So hast du keinen Druck auf deiner Wirbelsäule, wenn du dein Becken in der Ausatmung absenkst und dein Gewicht in den Block abgibst. Hebe dein Brustbein in Richtung Kinn und halte dies drei bis fünf Atemzüge lang. Entspanne dich mit Anjali Mudra (siehe nächste Asana) und wiederhole dann zweimal die Schulterbrücke.

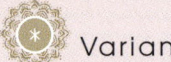 Variante

Mit etwas mehr Übung lässt du den Block weg. Verschränke die Finger ineinander und presse die Arme in den Boden. Hebe dein Becken, so gut es geht, hoch und ziehe dein Brustbein in Richtung Kinn.

ENTSPANNUNG MIT ANJALI MUDRA
Handgeste

Komme in die Rückenlage, setze die Füße mattenweit auf und lasse deine Knie zusammenfallen. Spüre die Entspannung im unteren Rücken. Lege deine Handflächen aneinander und setze die Daumen auf den Punkt zwischen deinen Augenbrauen. Schließe die Augen für einen Moment, konzentriere dich auf deine Atmung und ruhe dich aus. Diese Handgeste schenkt dir einen Moment der Ruhe und erinnert dich daran, dich wieder auf deine Atmung zu konzentrieren. Du stellst damit die Verbindung zu dir immer wieder neu her. Traditionell ist dies eine Geste der Begrüßung, oft verbunden mit dem Wort »Namaste«, was in etwa so viel bedeutet wie: »Das Licht in mir begrüßt das Licht in dir, wissend, wir sind eins.«

▌Übrigens ...

... atme jederzeit tief, glücklich und frei. Keine Asana der Welt ist es wert, dass du deine Atmung verlierst. Sollte dies dennoch einmal der Fall sein, z. B. weil du dich überanstrengt hast, dann mache eine Pause. Entweder wie hier in der Rückenlage oder im Kind (siehe Kapitel 3 »EasyPeasy MiniMobi« Kindeshaltung).

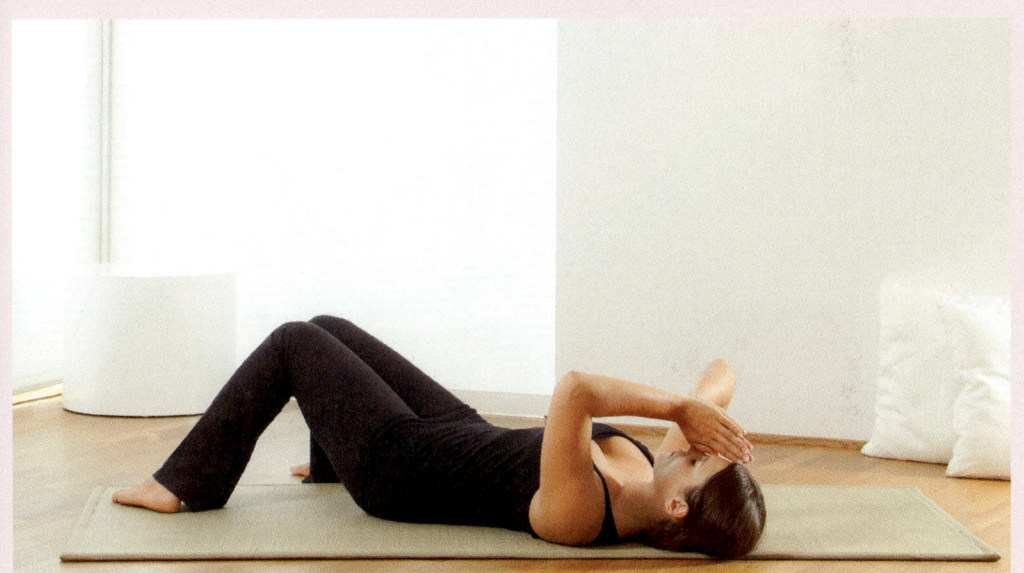

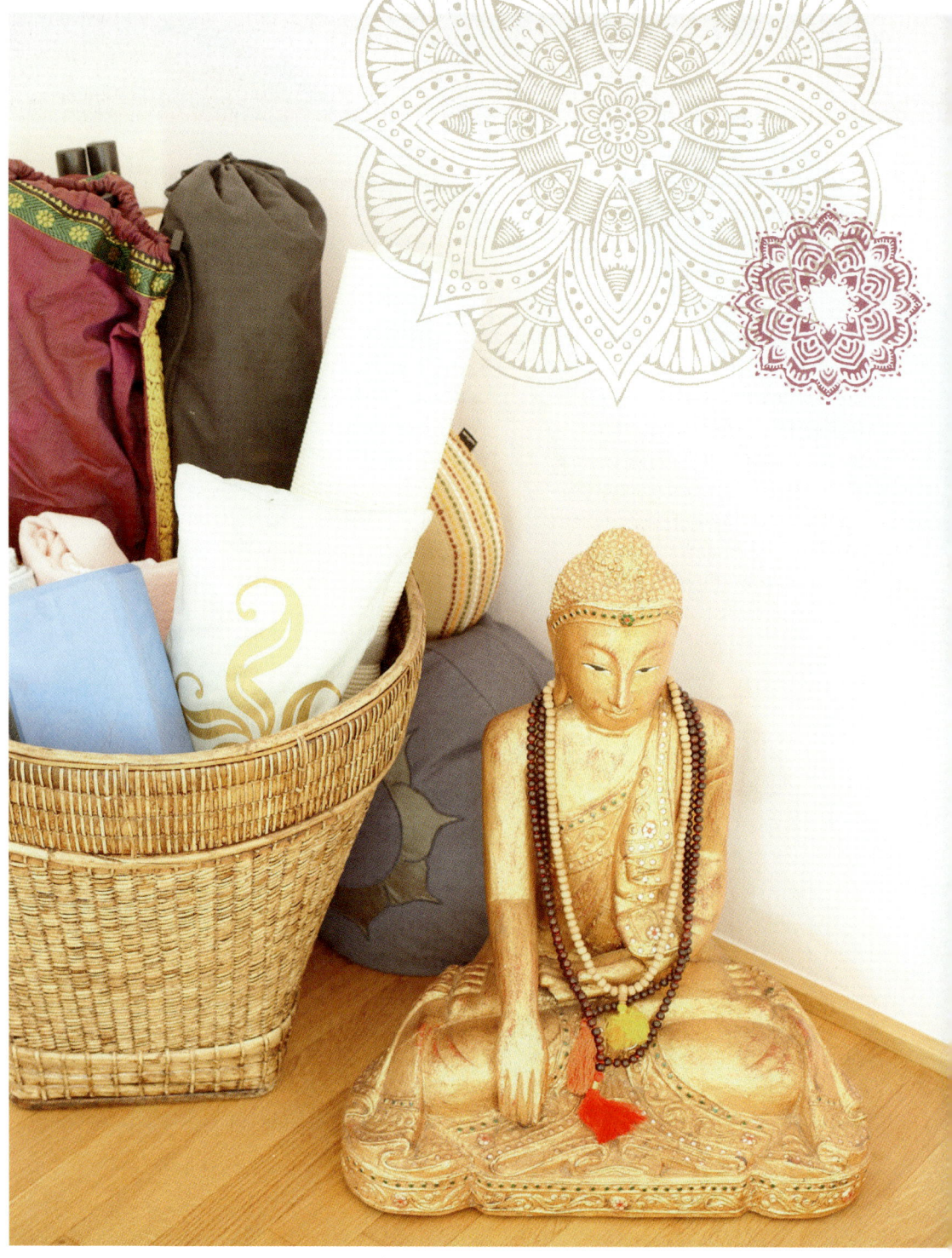

SHALABASANA
Heuschrecke

Komme in die Bauchlage und lege deine Arme nach hinten entlang des Körpers ab. Aktiviere deinen »Tower of Power«, indem du dein Schambein zum Bauchnabel hebst und den Bauchnabel nach innen und oben ziehst. Hebe in der Einatmung gleichzeitig den Oberkörper und die Beine, so gut es geht, hoch. Ziehe die Arme aktiv zurück, die Handinnenflächen zeigen zueinander. Wichtiger ist es, dich in die Länge als in die Höhe zu strecken. Halte dies drei bis fünf Atemzüge lang, lege dann wieder alles am Boden ab und mache eine kleine Pause.

Wiederhole diese Asana noch zweimal im Rhythmus deiner Atmung.

Variante

Mit etwas mehr Übung nimmst du die Arme nach vorn und ziehst dich mit den Fingerspitzen in die Länge. Die Schultern ziehst du wie immer weg von den Ohren.

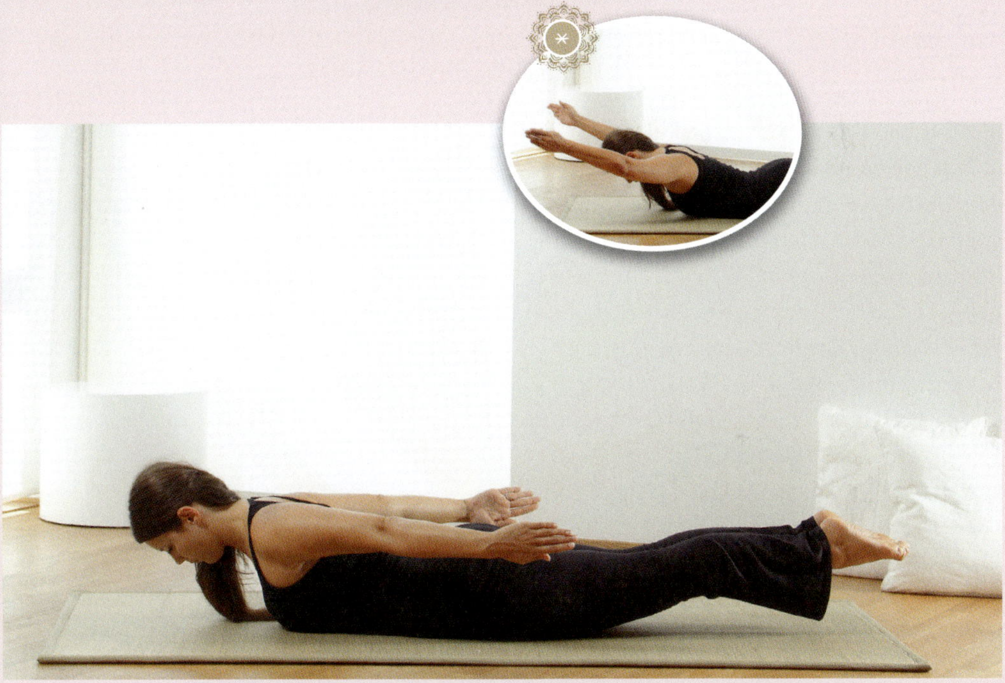

DHANURASANA
Bogen

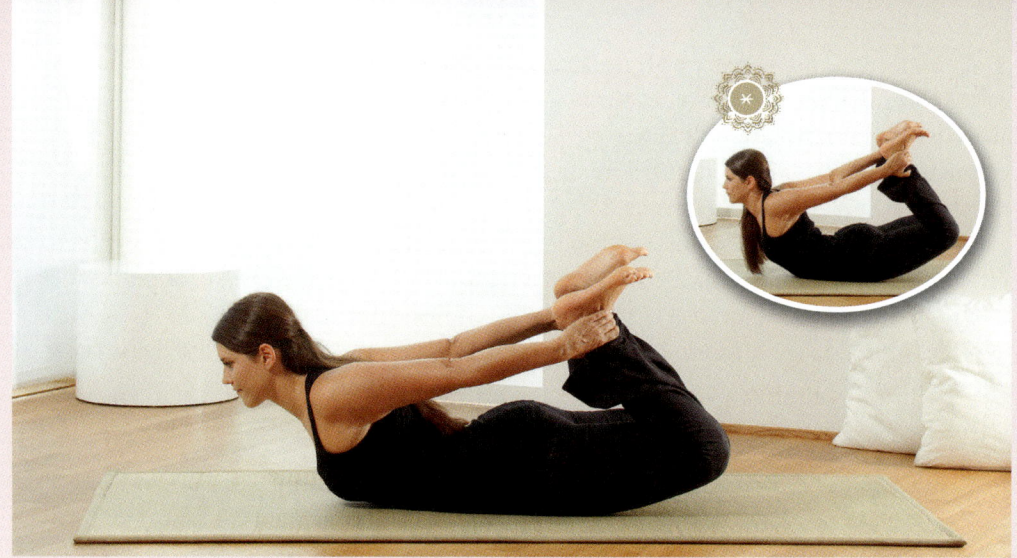

Komme wieder in die Bauchlage und greife deine Fußknöchel. Benutze gern einen Gurt, wenn die Füße noch zu weit weg sind. Hebe dein Schambein zum Bauchnabel und ziehe den Bauchnabel nach innen und oben. In der Einatmung gibst du mit deinen Füßen sanften Druck in deine Hände und hebelst damit deinen Oberkörper in die Höhe. Auch hier ziehst du den Körper erst in die Länge und dann nach oben. Halte dies drei bis fünf Atemzüge lang, lasse dann alles wieder zu Boden sinken und mache eine kleine Pause. Wiederhole den Bogen noch zweimal. Nach dem dritten Mal rollst du dich auf den Rücken.

 Variante

Mit etwas mehr Übung hebst du auch die Oberschenkel vom Boden ab und ziehst deine Füße weiter in Richtung Hinterkopf ... auch wenn aller Wahrscheinlichkeit nach noch Platz dazwischen bleibt.

ENTSPANNUNG IN ANANDA BALASANA
Glückliches Kind

Aus der Rückenlage heraus winkelst du deine Beine an und öffnest deine Knie. Mit deinen Händen greifst du innen an den Knien vorbei die Außenkanten deiner Füße und ziehst diese sanft nach unten, so dass deine Knie rechts und links vom Körper in Richtung Boden sinken können. Dein gesamter Rücken bleibt am Boden liegen. Schaukele ein wenig hin und her und massiere damit deinen Rücken – ganz so, wie glückliche Babys dies intuitiv tun. Verweile drei bis fünf Atemzüge.

Der Name ist Programm! Du kannst jederzeit in dieser Asana entspannen, aber gerade nach den Rückbeugen wirst du sie als besonders angenehm empfinden.

▎Übrigens ...
... Keep a little smile on your face! Hier im Glücklichen Kind wird es dir vielleicht besonders leichtfallen, versuche aber auch in jeder anderen Asana innere Freude und Frieden zu finden. Warum solltest du sonst auf die Matte gehen, wenn du das Date mit dir selbst nicht genießen kannst?

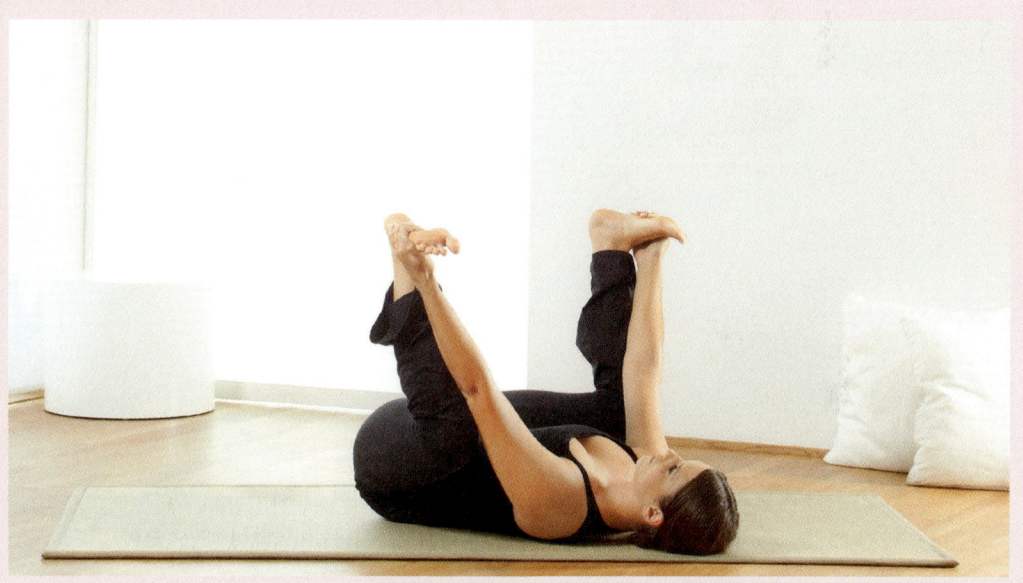

FLOW
»Energy reloaded«

Dieser Flow versorgt dich mit einem Schub frischer Energie und öffnet dich auf allen Ebenen. Die Rückbeugen werden dir leichter fallen, wenn du aufgewärmt bist. Du kannst die Sequenz aber auch immer zwischendurch üben, wenn du dich – auf welcher Ebene auch immer – verkrampft oder energielos fühlst. Koordiniere deine Atmung wieder mit der Bewegung. Und lasse dir im Anschluss einen Moment Zeit, der Wirkung nachzuspüren.

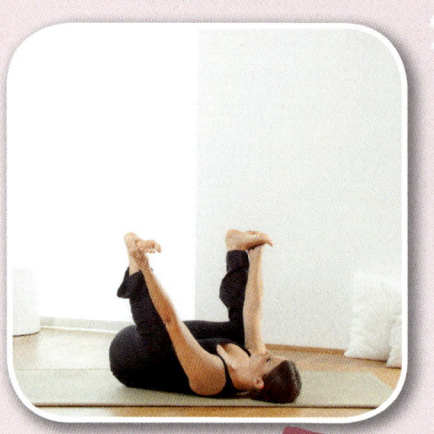

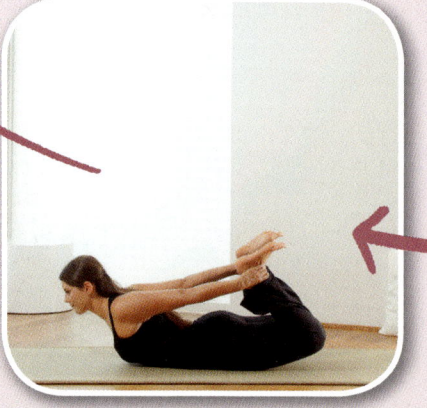

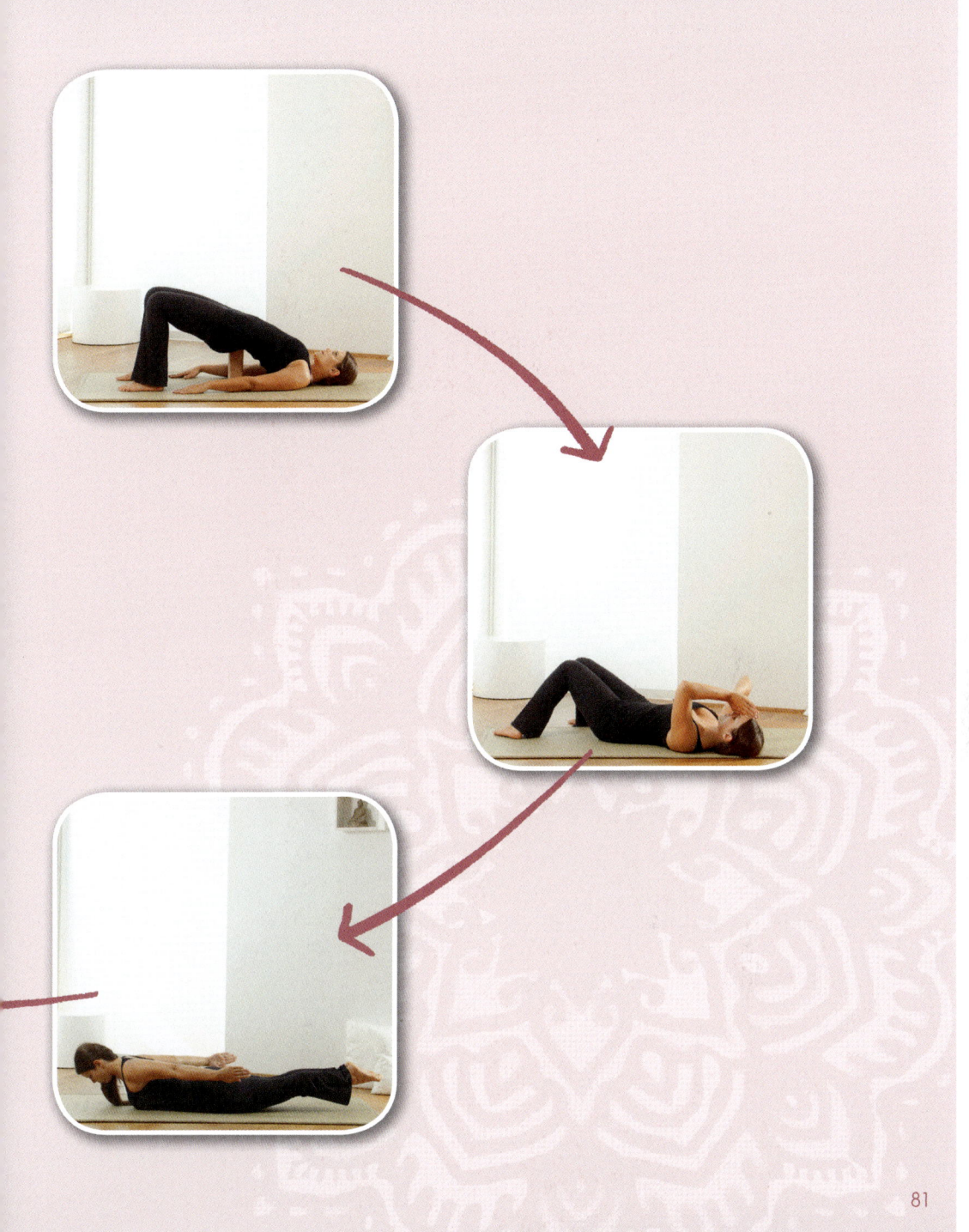

»TWIST & SHOUT« –
löse Verspannungen
in der Wirbelsäule

In dieser Sequenz rotierst du um deine eigene Achse, um Verspannungen in der Wirbelsäule zu lösen, insbesondere in den Lendenwirbeln. Du massierst und stimulierst deine Verdauungsorgane und regulierst so deine Verdauung. Twists haben eine sehr reinigende Wirkung, auf körperlicher und auch auf emotionaler Ebene. Du wringst regelrecht alles, was du nicht mehr brauchst, aus dir heraus und schaffst Platz für Neues. Das kann, wie wir alle wissen, manchmal beschwerlich sein, ist aber extrem wohltuend. Dein Becken dreht nicht mit, die Bewegung entsteht aus der Wirbelsäule heraus. Auch die Twists werden dir leichter fallen, wenn du aufgewärmt bist. Aber natürlich kannst du die folgende Sequenz auch immer zwischendurch üben, wenn du den Eindruck hast, zu voll von etwas zu sein oder festzustecken, wenn du dich reinigen und etwas loswerden möchtest.

PARIVRITTI JANU SHIRSHASANA
Gedrehte Knie-Kopf-Haltung

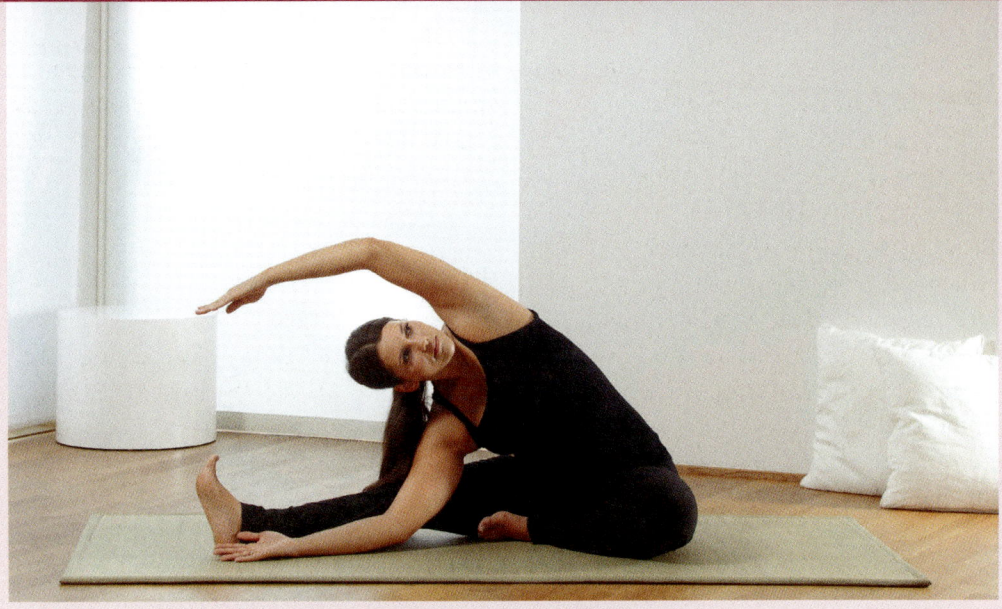

Setze dich aufrecht hin, gern auch auf ein Kissen, und öffne die Beine. Ziehe die Ferse eines Fußes in Richtung deines Schambeins. Drehe dich in der Einatmung mit aufrechter Wirbelsäule in Richtung des gebeugten Knies. Ziehe in der Ausatmung deine Flanken lang und lehne dich mit dieser Länge in Richtung deines ausgestreckten Beins. Lege deinen unteren Arm entspannt auf der Innenseite des Beines ab und ziehe den oberen Arm in der Verlängerung deiner Flanke Richtung Fuß. Dein Brustkorb bleibt seitlich aufgedreht. Lasse deinen Kopf nicht hängen, sondern halte auch die Halswirbelsäule in Länge. Wenn das zu anstrengend wird, dann stütze deinen Kopf mit der unteren Hand ab. Verweile drei bis fünf Atemzüge. Komme dann wieder in eine aufrechte Haltung, verweile einen Moment in einer neutralen Wirbelsäule und wechsele zur anderen Seite.

▌Übrigens …
… alles kann, nichts muss! Es hilft, in den Positionen zu wissen, wohin die Reise einmal gehen soll. Vielleicht kannst du irgendwann mit der oberen Hand den großen Zeh ergreifen. Erzwinge jedoch nichts, sondern respektiere immer deine Grenzen.

ARDHA MATSYENDRASANA
Drehsitz

Strecke im Sitzen beide Beine aus. Winkele dann ein Bein an, kreuze es über dein anderes Bein, und stelle deinen Fuß daneben auf. Atme ein und ziehe die Wirbelsäule lang. Atme aus und drehe dich zu dem gekreuzten Bein. Greife mit dem gegenüberliegenden Arm das Knie und hebele dich tiefer in die Drehung hinein. Setze die andere Hand hinter deinem Steißbein auf oder komme auf die Fingerspitzen. Gib dir dadurch den Impuls, aufrecht zu bleiben. Auch in den Halswirbeln rotierst du um die eigene Achse und blickst über deine Schulter nach hinten. Verweile drei bis fünf Atemzüge. Komme dann wieder in eine aufrechte Haltung, bleibe einen Moment aufrecht sitzen und wechsele zur anderen Seite.

 Variante

Mit etwas mehr Übung winkelst du das untere Bein an und legst den Fuß neben deine Hüfte. Wenn eine Hüfte abhebt, setze dich auf einen Block, so dass beide Hüften gut geerdet bleiben.

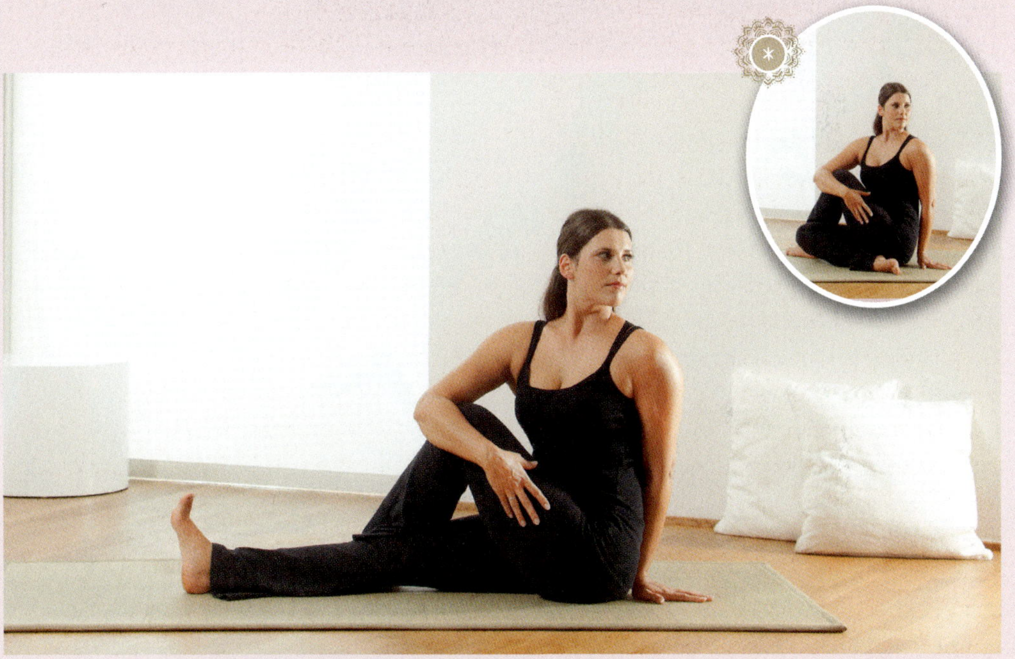

33 JATHARA PARIVARTASANA
Twist im Liegen

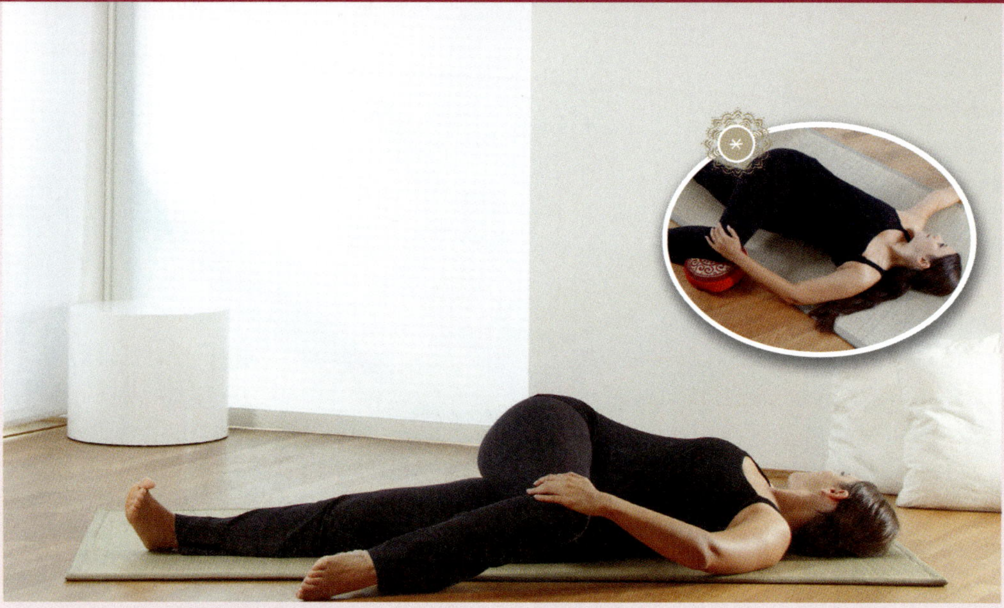

Komme in die Rückenlage und ziehe ein Knie zur Brust. Führe es in der Ausatmung mit der gegenüberliegenden Hand zur Seite in Richtung Boden. Dabei streckst du den anderen Arm auf Schulterhöhe aus und lässt beide Schultern am Boden liegen. Schließe die Augen und verweile drei bis fünf Atemzüge. Komme dann in der Einatmung wieder in die Mitte, bleibe dort einen Moment liegen und wechsele die Seiten.

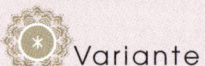 Variante

… nimm alle Hilfe an, die du bekommen kannst! Wenn dein Knie zu hoch über dem Boden schwebt, lege dir ein Kissen darunter, damit du wirklich loslassen und entspannen kannst.

FLOW
»Twist & Shout«

Dieser Flow regt deine Verdauung an und reinigt und entlastet dich auf allen Ebenen. Koordiniere deine Atmung wieder mit der Bewegung. Nimm dir im Anschluss kurz Zeit, der Wirkung nachzuspüren.

»RELAX! TAKE IT EASY!« –
dehne dich

Mit der folgenden Vorbeuge-Sequenz tust du dir viel Gutes: Du dehnst deine gesamten Körper- und Beinrückseiten, ziehst die Wirbelsäule weit auseinander und durchblutest deine Organe. Du schaffst Länge in deinem unteren Rücken und beugst so Rückenschmerzen vor. Du ziehst dich auf eine kleine Insel der Ruhe zurück und lässt die Turbulenzen des Lebens los. Die einen können sich zusammenfalten wie ein Klappmesser. Andere wiederum haben ein geringeres Bewegungsspektrum und atmen sich millimeterweise tiefer in die Vorbeuge. Unabhängig davon, zu welchem der beiden Typen du gehörst, übe sie trotzdem. Mitunter kann es sein, dass Emotionen in dieser Ruhe aufsteigen. Beobachte einfach, wie deine Gedanken und Gefühle kommen … und wieder gehen. Auch Vorbeugen sind einfacher, wenn du aufgewärmt bist. Falls du zwischendurch oder gerade abends einfach nur zur Ruhe kommen möchtest, kannst du die Sequenz auch ohne Aufwärmung üben.

JANU SHIRSHASANA
Knie-Kopf-Haltung

Komme ins Sitzen und winkele ein Bein an. Setze die Ferse, so nah es geht, ans Schambein und lasse das Knie zur Seite fallen – gern auch auf einen Block. Das andere Bein lässt du ausgestreckt oder, falls dein unterer Rücken rund wird, ein wenig gebeugt liegen. Halte das Bein aktiv, so dass die Zehen nach oben zeigen. Ziehe in der Einatmung den unteren Rücken lang, hebe dein Brustbein und wandere mit deinen Händen neben deinem Bein entlang in Richtung Fuß. In der Ausatmung beugst du dich aus der Hüfte heraus aufrecht nach vorn. Achte darauf, dass der untere Rücken gerade und lang bleibt. Finde deine maximal mögliche Tiefe, entspanne Nacken und Schultern und verweile drei bis fünf Atemzüge. Komme wieder zurück und wechsele die Seite.

Variante
Mit etwas mehr Übung landet dein Bauch vielleicht irgendwann auf dem Oberschenkel. Dein unterer Rücken bleibt gerade, der obere kann sich entspannt runden.

Übrigens …
… es ist, wie es ist! Jeder Rücken ist anders. Und je nachdem, wie dein Rücken strukturiert ist, fällt dir die Vorbeuge leichter oder schwerer. So ist es nun einmal.

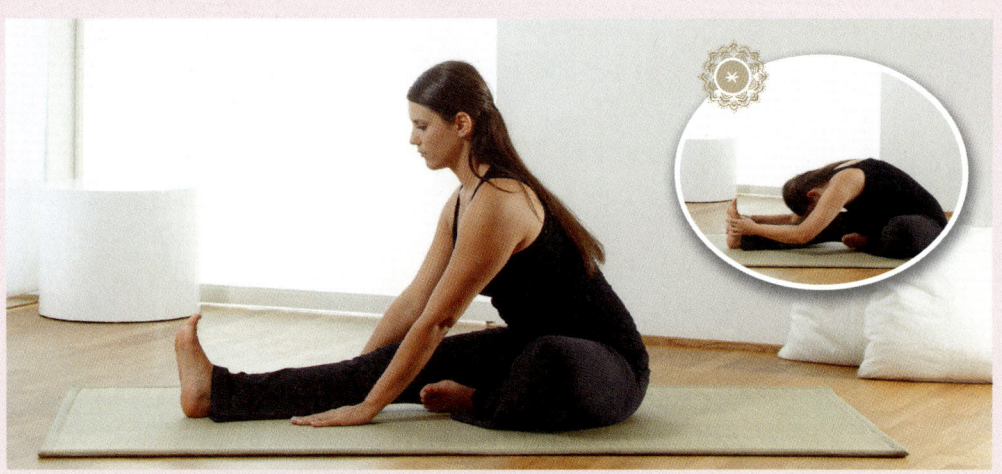

BADDHA KONASANA
Schusterhaltung

Komme wieder in einen Sitz und lege die Fußsohlen aneinander. Ziehe die Fersen, so gut es geht, Richtung Schambein. Lasse deine Knie in Richtung Boden sinken und öffne die Fußsohlen ein wenig mit deinen Händen. Gib mit deinen Ellbogen einen sanften Impuls auf die Beine, damit sich die Hüfte etwas mehr öffnet. Ziehe in der Einatmung deine Wirbelsäule lang und beuge dich in der Ausatmung nach vorn. Beuge dich, so gut es geht, mit geradem unterem Rücken nach vorn und verweile drei bis fünf Atemzüge. Komme dann wieder nach oben und strecke die Beine aus.

❙ Übrigens …
… gehe achtsam mit der Atmung tiefer, nicht mit deinem Willen! Setze dich ruhig auf ein Kissen, um dir die Position zu erleichtern.

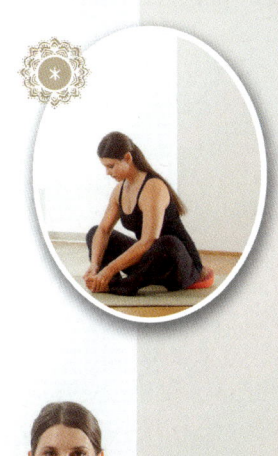
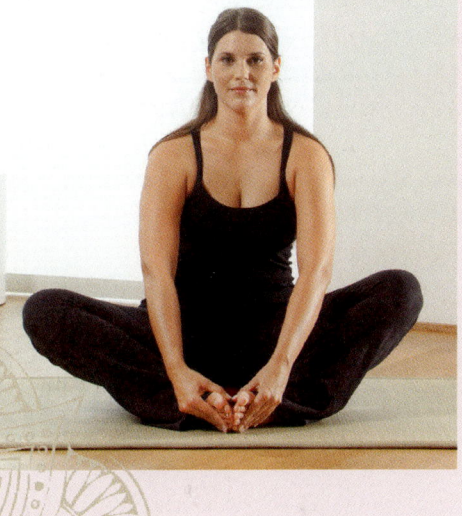

PASCHIMOTTANASANA
Die tiefe Vorbeuge im Sitzen

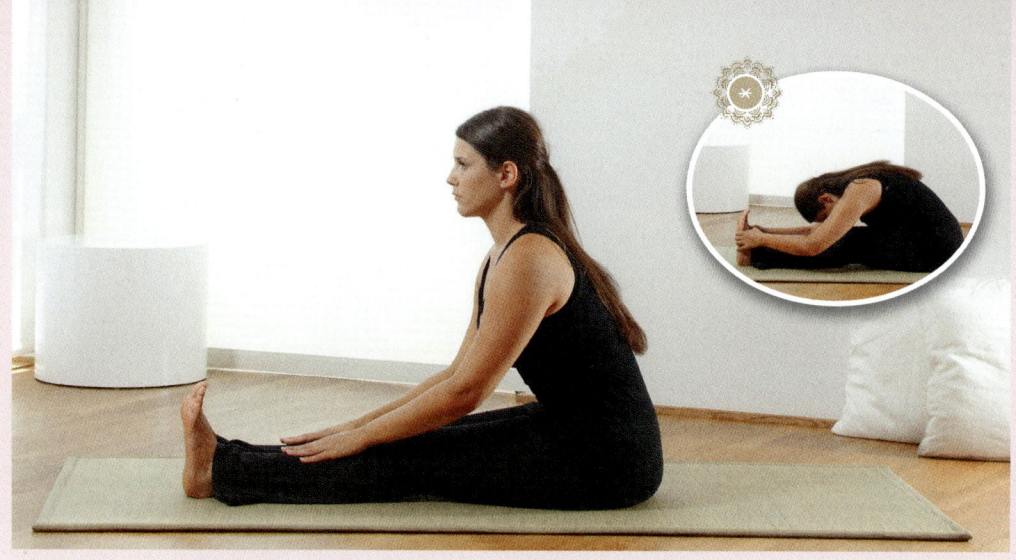

Aktiviere im Sitzen deine gestreckten Beine und winkle deine Füße an, so dass deine Zehen nach oben zeigen. Wenn dein unterer Rücken rund wird, lasse die Beine ein wenig gebeugt. Ziehe in der Einatmung so viel Länge wie möglich aus deinem unteren Rücken, hebe dein Brustbein und wandere mit den Händen auf deinen Beinen entlang in Richtung deiner Füße. Beuge dich in der Ausatmung mit langem Rücken nach vorn. Entspanne Schultern und Nacken. Finde deine maximal mögliche Tiefe und verweile fünf Atemzüge. Komme dann mit der Einatmung wieder hoch ins Sitzen.

Variante
Mit etwas mehr Übung kannst du vielleicht deine Füße fassen und den Bauch auf den Oberschenkeln ablegen. Dein unterer Rücken bleibt gerade, der obere kann sich entspannt runden.

Übrigens ...
... betrachte liebevoll, was aus deinem Innersten hochkommt – komme, was wolle! Lasse diese Gedanken und Gefühle mit der Ausatmung los.

PURVOTTANASANA
Tisch

Stelle im Sitzen die Füße auf und die Hände eine Handbreit hinter deinen Rücken. Deine Fingerspitzen zeigen Richtung Fersen. Hebe nun dein Becken und achte darauf, dass die Füße unter den Kniegelenken und die Hände unter den Schultergelenken ausgerichtet sind. Wenn es dein Nacken zulässt, lasse den Kopf auf deine Schultermuskulatur fallen, sonst lasse den Nacken gerade. Halte dein Becken kraftvoll drei bis fünf Atemzüge lang oben und komme dann in der Ausatmung wieder nach unten. Das ist nach den Vorbeugen eine schöne Ausgleichsposition, um die Wirbelsäule wieder zu neutralisieren.

Übrigens …
… lasse Dampf ab, wann immer dir danach ist! Der Tisch ist eine der Asanas, in denen du gut den Löwen (siehe Kapitel 11 »Upside down you're turning me« Löwe) üben kannst.

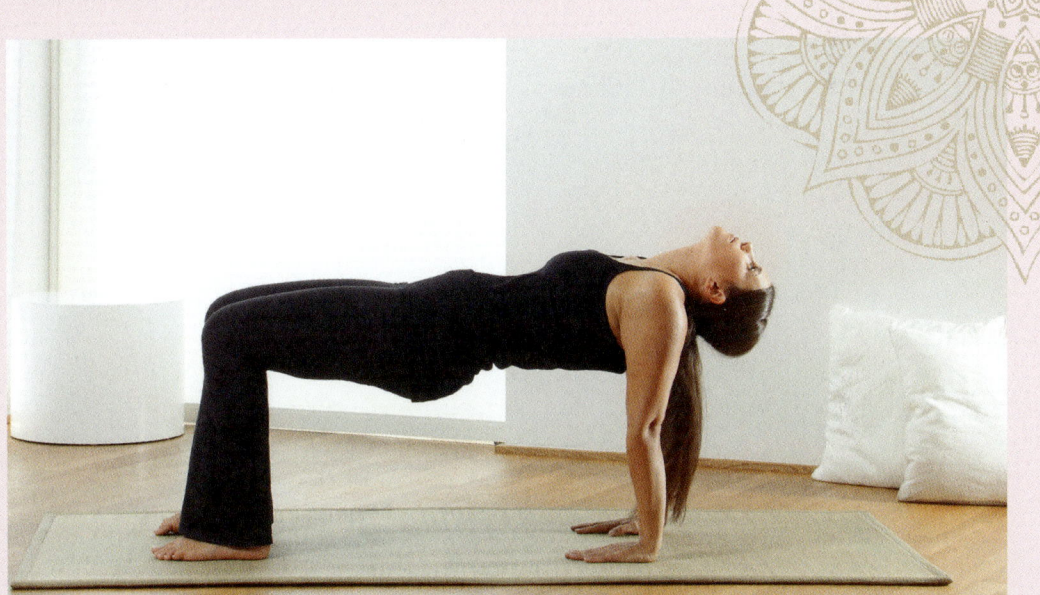

FLOW
»Relax! Take it easy!«

Dieser Flow wirkt beruhigend und entspannt dich auf allen Ebenen. Versuche ruhig einmal, länger als drei bis fünf Atemzüge in den einzelnen Asanas zu verweilen. Koordiniere deine Atmung mit der Bewegung. Spüre einen Moment nach, um die Wirkung bewusst zu erleben.

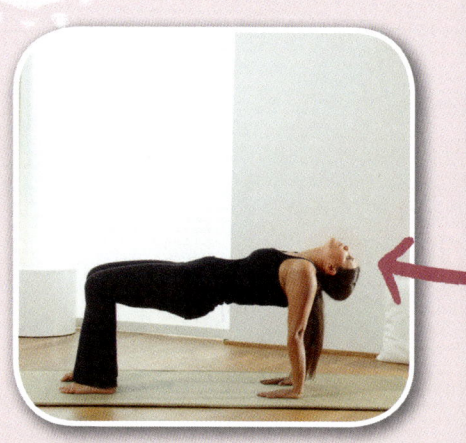

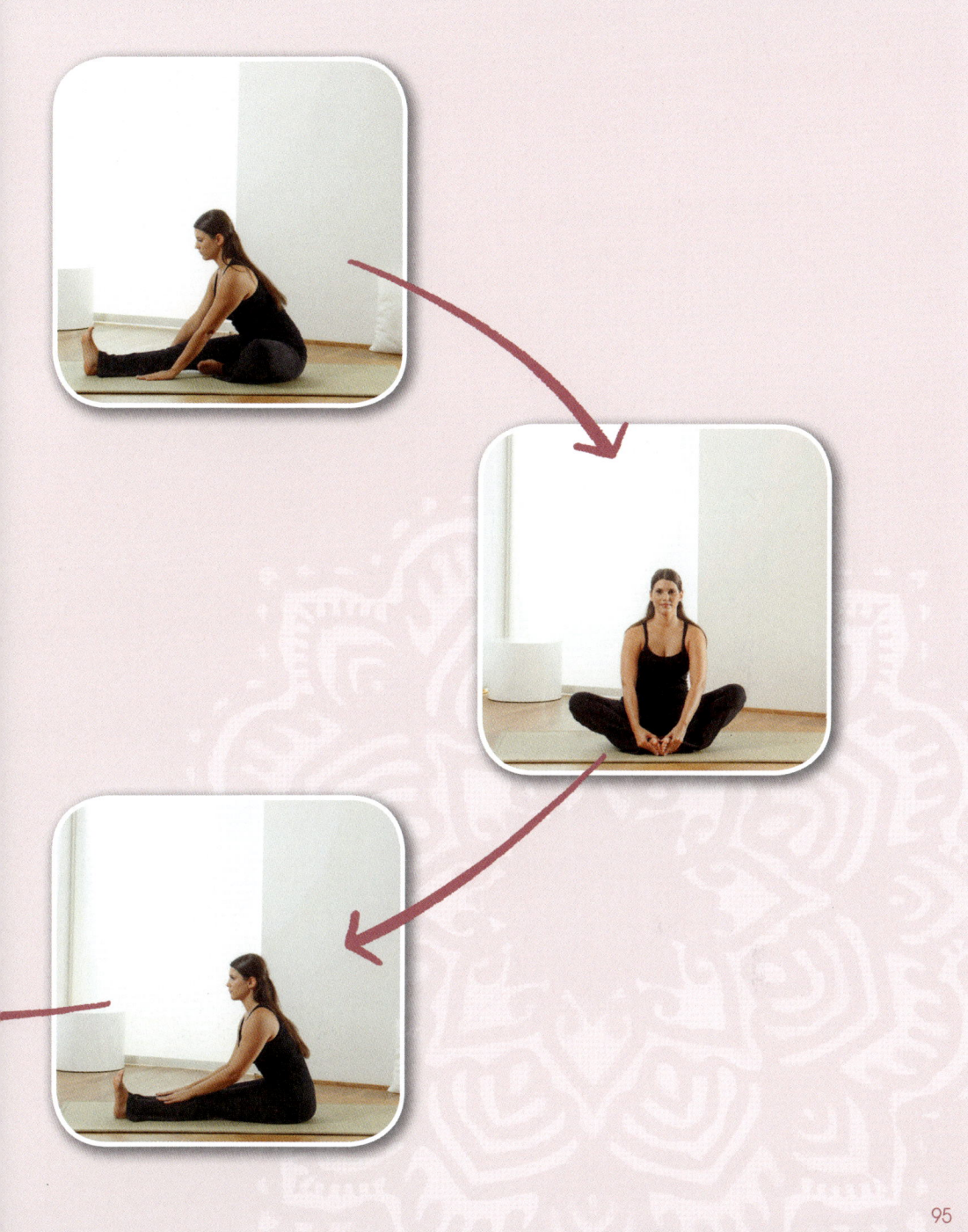

»UPSIDE DOWN YOU'RE TURNING ME« –
Umkehrhaltungen – Jungbrunnen für deinen Körper

In der nächsten Sequenz mit Umkehrhaltungen wird dein ganzer Körper intensiv durchblutet, insbesondere dein Gehirn und dein Gesicht bekommen eine Sauerstoffdusche. Deine Beine, Organe und insbesondere dein Herz werden entlastet – eine Wohltat nach einem langen Tag! Uns wird Jugend und Schönheit versprochen, wenn wir diese Sequenz regelmäßig üben. Es lohnt sich also! In diesen Umkehrhaltungen steht alles auf dem Kopf, so dass du vielleicht am Anfang die Orientierung verlierst, da oben nicht mehr oben und unten nicht mehr unten ist. Die Übungen mögen herausfordernd sein: Sie vermitteln dir ein Gefühl von Ausgeglichenheit und Gelassenheit, auch wenn alles verkehrt herum ist.

VORSICHT! Wenn du Bluthochdruck, einen hohen Augeninnendruck, Nackenprobleme oder deine Menstruation hast, übe ausschließlich die einfache Variante: Lege deine Beine an der Wand entlang hoch.

HALASANA
Pflug

Wenn keine Kontraindikation vorliegt (siehe Einleitungstext zu diesem Kapitel), nimm gern eine Decke, um deine Nackenwirbel zu entlasten (siehe Foto »Schulterstand«). Die Schultern liegen auf der Decke und der Hinterkopf auf dem Boden, die Nackenwirbel bleiben frei. Nun schwingst du aus der Rückenlage deine Beine hinter den Kopf. Richte deinen Rücken gerade auf, indem du ihn mit beiden Händen – die Fingerspitzen in Richtung Po – abstützt. Deine Oberarme liegen, so gut es geht, in einer Linie mit der Schulter. Bringe deine Beine in Richtung Streckung und deine Füße gen Boden. Halte deinen Kopf still und verweile fünf Atemzüge.

Variante

Mit etwas mehr Übung können deine Füße vielleicht sogar den Boden berühren. Wenn ja, schön, falls nein, auch gut! Hauptsache, dein Rücken bleibt gerade.

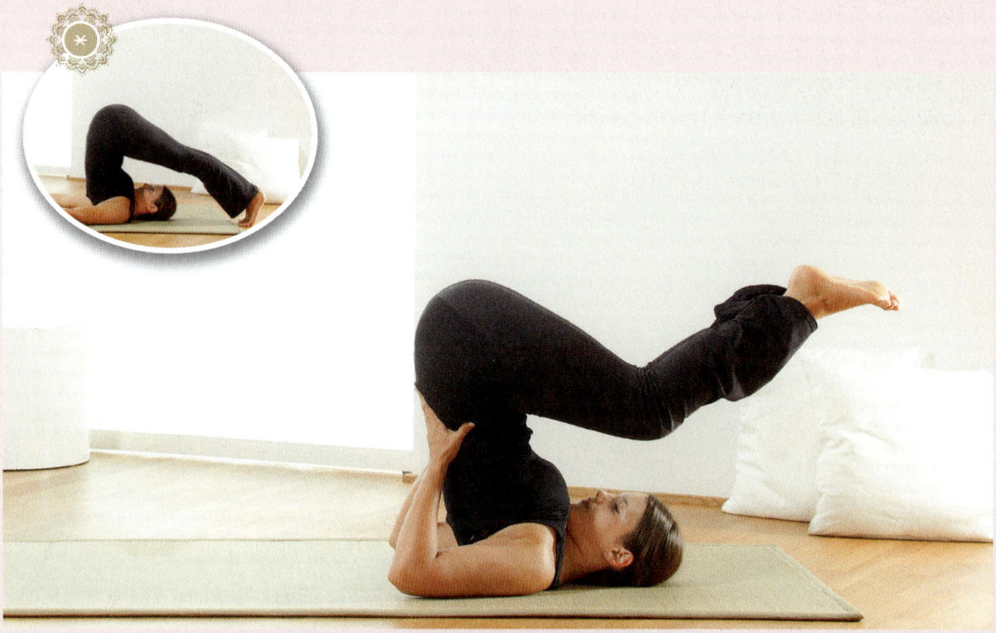

SALAMBA SARVANGASANA
Schulterstand

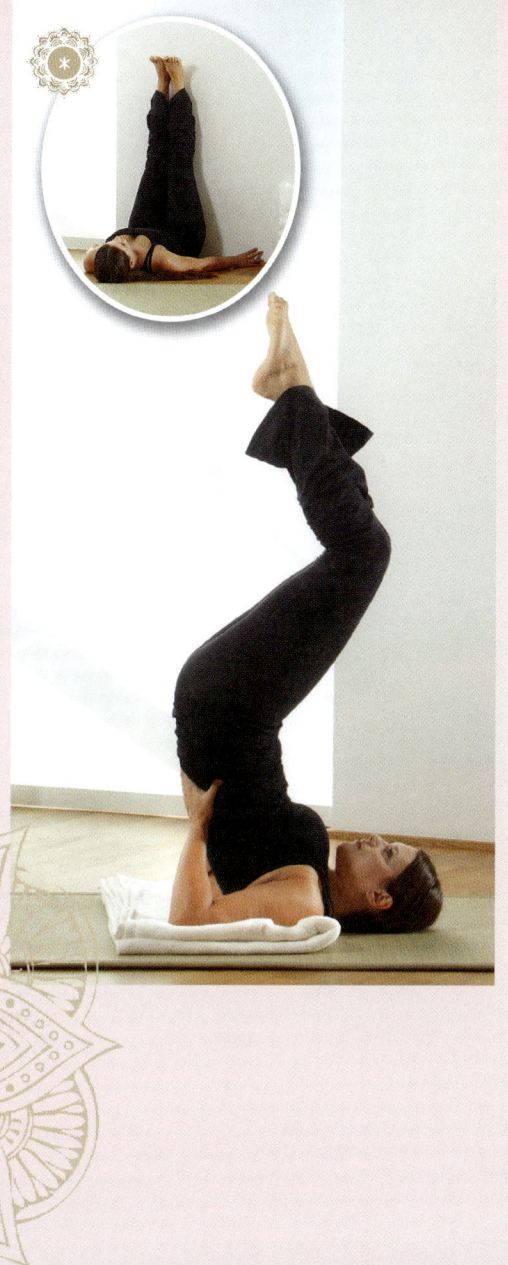

Wenn du keine Beschwerden hast (siehe Einleitungstext zu diesem Kapitel), richtest du aus dem Pflug nochmals deinen Rücken gerade auf und streckst deine Beine Richtung Decke. Lasse sie ruhig ein wenig gebeugt. Achte vielmehr darauf, dass dein Rücken gerade bleibt und nicht rund wird. Halte deinen Kopf gerade und still und verweile fünf Atemzüge.

Übrigens …
… mache dir das Leben nicht schwerer, als es ist! Wenn eine der Kontraindikationen vorliegt (siehe Einleitungstext zu diesem Kapitel) oder du einfach gern ohne große Anstrengung die Beine aus der Rückenlage heraus an die Wand anlehnen willst, dann fühle dich jederzeit frei, genau das zu tun.

KARNAPIDASANA
Knie-Ohr-Haltung

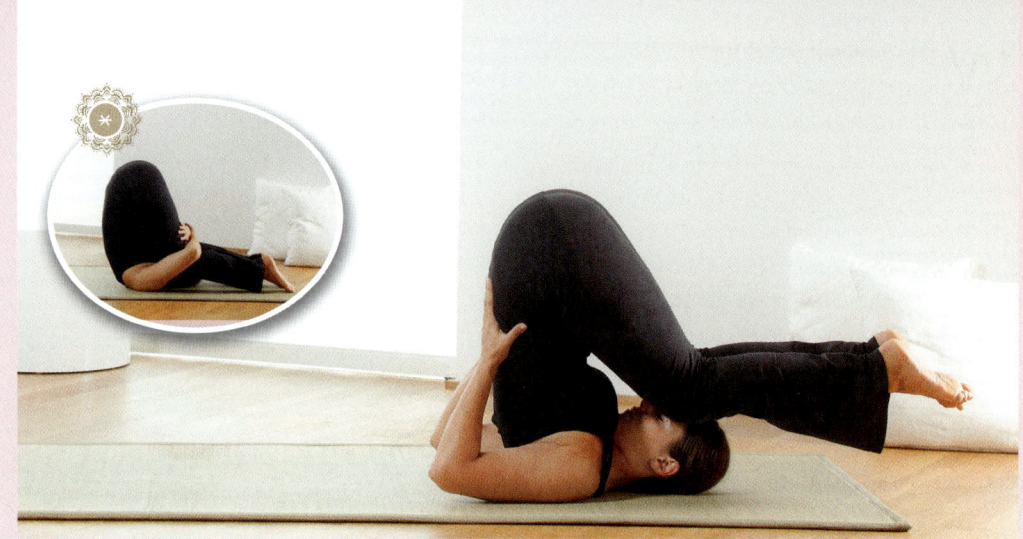

Auch für diese Übung gelten die Kontraindikationen aus dem Einleitungstext dieses Kapitels. Wenn du aber den Schulterstand üben darfst, dann lasse von dort aus deine Knie Richtung Stirn fallen. Dabei rundest du deinen Rücken ein wenig und gibst mehr Gewicht in deine Hände ab. Dein Kopf bleibt gerade und still liegen. Verweile fünf Atemzüge und rolle dich dann mit der Ausatmung zurück in die Rückenlage.

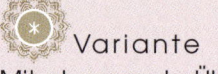 Variante

Mit etwas mehr Übung kannst du vielleicht deine Knie rechts und links neben deinen Ohren aufsetzen und deine Arme um deine Kniekehlen schlingen. Die Welt kann nun einen Moment warten!

MATSYASANA
Fisch

Winkele in der Rückenlage deine Arme an, so dass deine Fingerspitzen zur Decke zeigen. Komme auf deinen Hinterkopf, deine Nackenwirbel bleiben dabei lang. Presse etwas in deine Ellbogen und hebe in der Einatmung deinen Oberkörper und dein Brustbein. Verweile drei bis fünf Atemzüge, ziehe dann dein Kinn zur Brust und komme in die Rückenlage zurück. Der Fisch ist ein schöner Ausgleich für die Schulterstandsequenz. Er entspannt deine Schultern, dehnt deine Körpervorderseite und öffnet deinen Brustkorb und die Kehle.

Variante

Mit etwas mehr Übung setzt du die Hände unter dem Po auf, hebst den Oberkörper höher und stellst die Krone des Kopfes auf. Auch eine herrliche Asana, um den Löwen zu üben, siehe die folgende Übung.

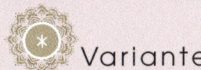

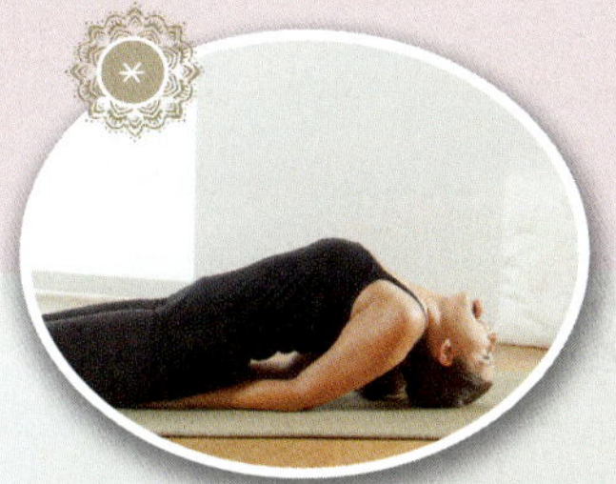

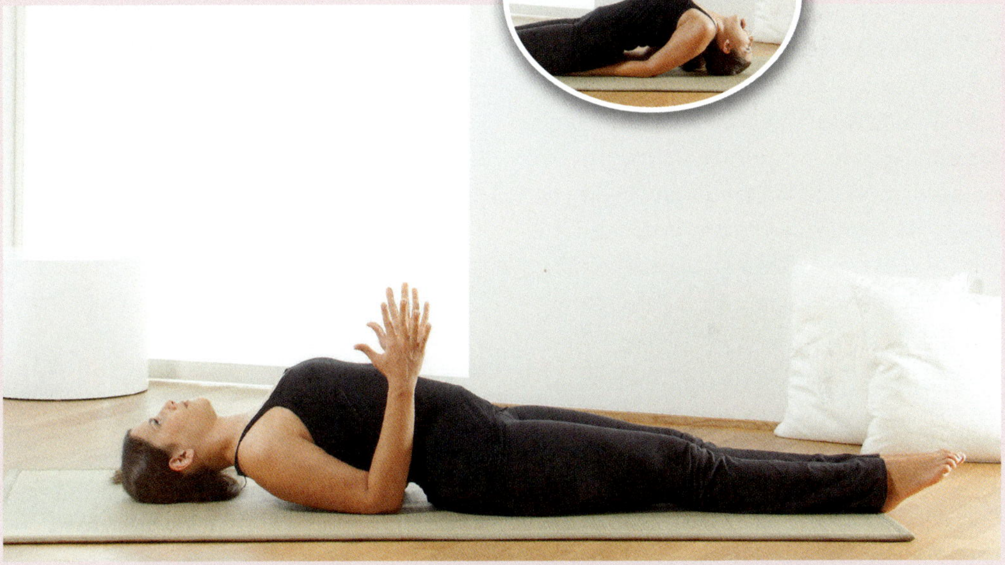

SIMHASANA
Löwe

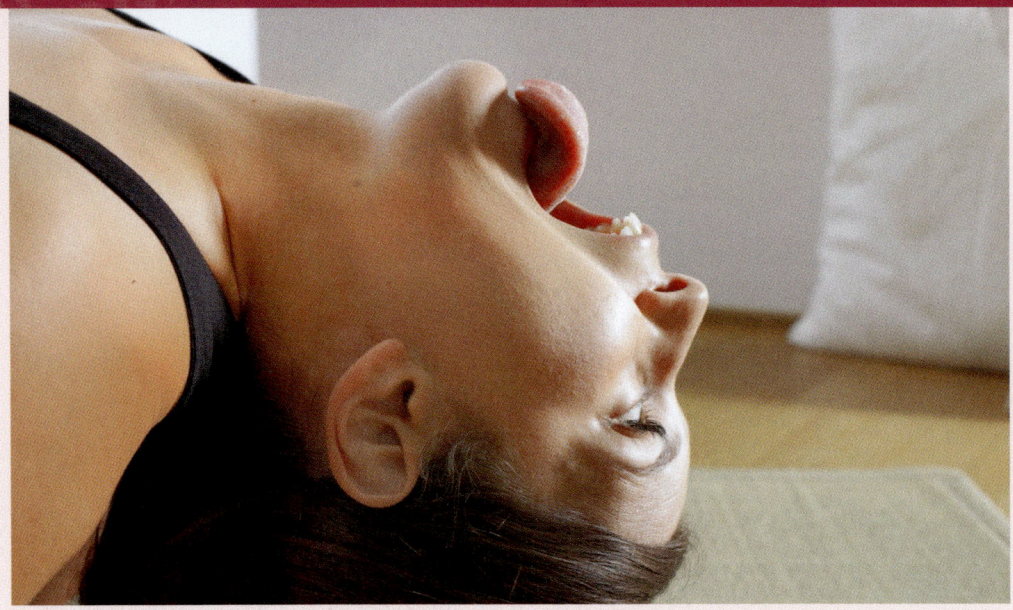

Schließe im Fisch (siehe vorherige Übung) die Augen, atme tief ein und ziehe dabei dein Gesicht zusammen, als hättest du in eine Zitrone gebissen. Atme mit einem ordentlich lauten Zischen aus, strecke dabei die Zunge, so weit du kannst, heraus und schaue zu deinem dritten Auge, dem Punkt zwischen deinen Augenbrauen. Wiederhole dies dreimal hintereinander. Der Löwe ist eine wunderbare Asana, um Anspannungen loszulassen, insbesondere in der Gesichts- und Kiefermuskulatur. Er reinigt auch deine Atemwege. Und es macht viel Spaß, ihn zu üben.

Übrigens …
… trau dich! Sei keine Schmusekatze, sondern der König der Tiere. Die klassischen Positionen, den Löwen zu üben, sind der Fisch (siehe vorherige Übung) und der Tisch (siehe Kapitel 10 »Relax! Take it easy!« Tisch). Du kannst ihn natürlich immer und überall üben. Pass nur auf, dass du dabei niemandem einen Schreck einjagst.

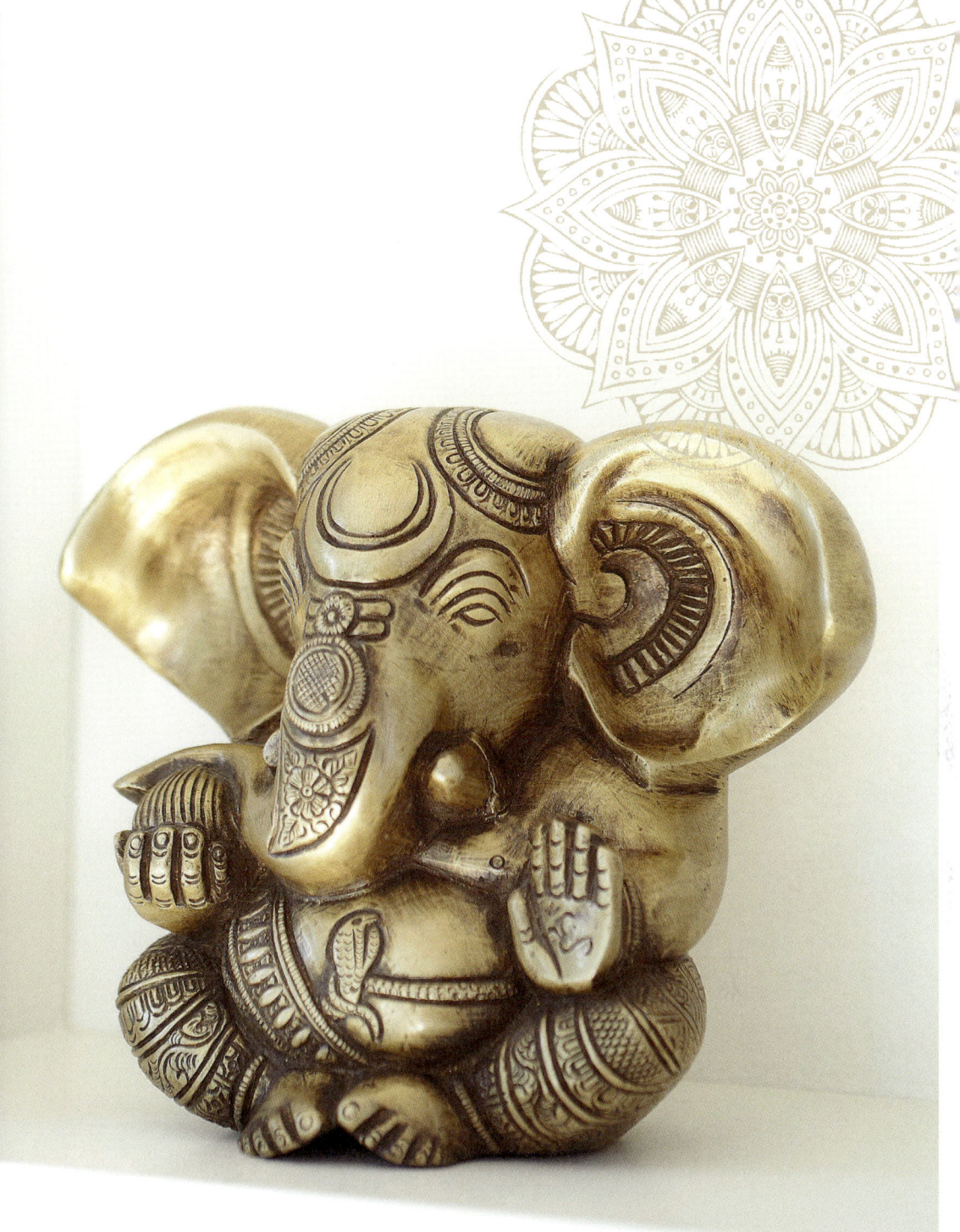

FLOW
»Upside down you're turning me«

Dieser Flow wirkt wie ein Jungbrunnen. Er ist sehr ausgleichend und versorgt dich zur selben Zeit mit frischer Energie. Koordiniere deine Atmung wieder mit der Bewegung. Spüre der Wirkung dieses gesamten Flows bewusst nach.

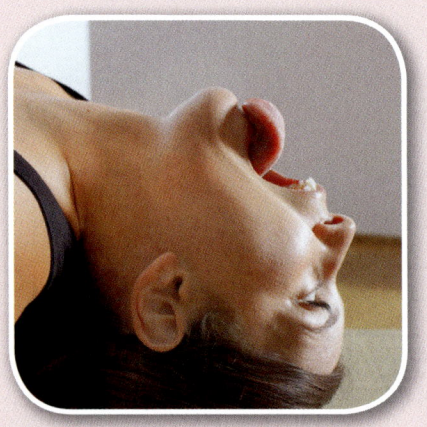

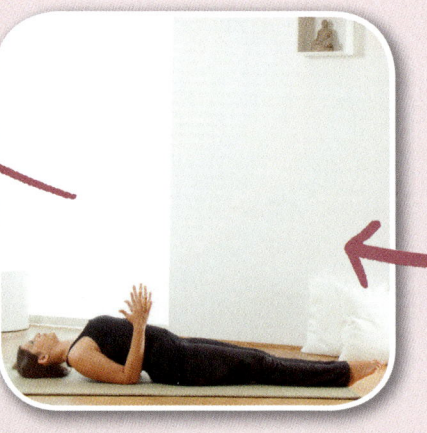

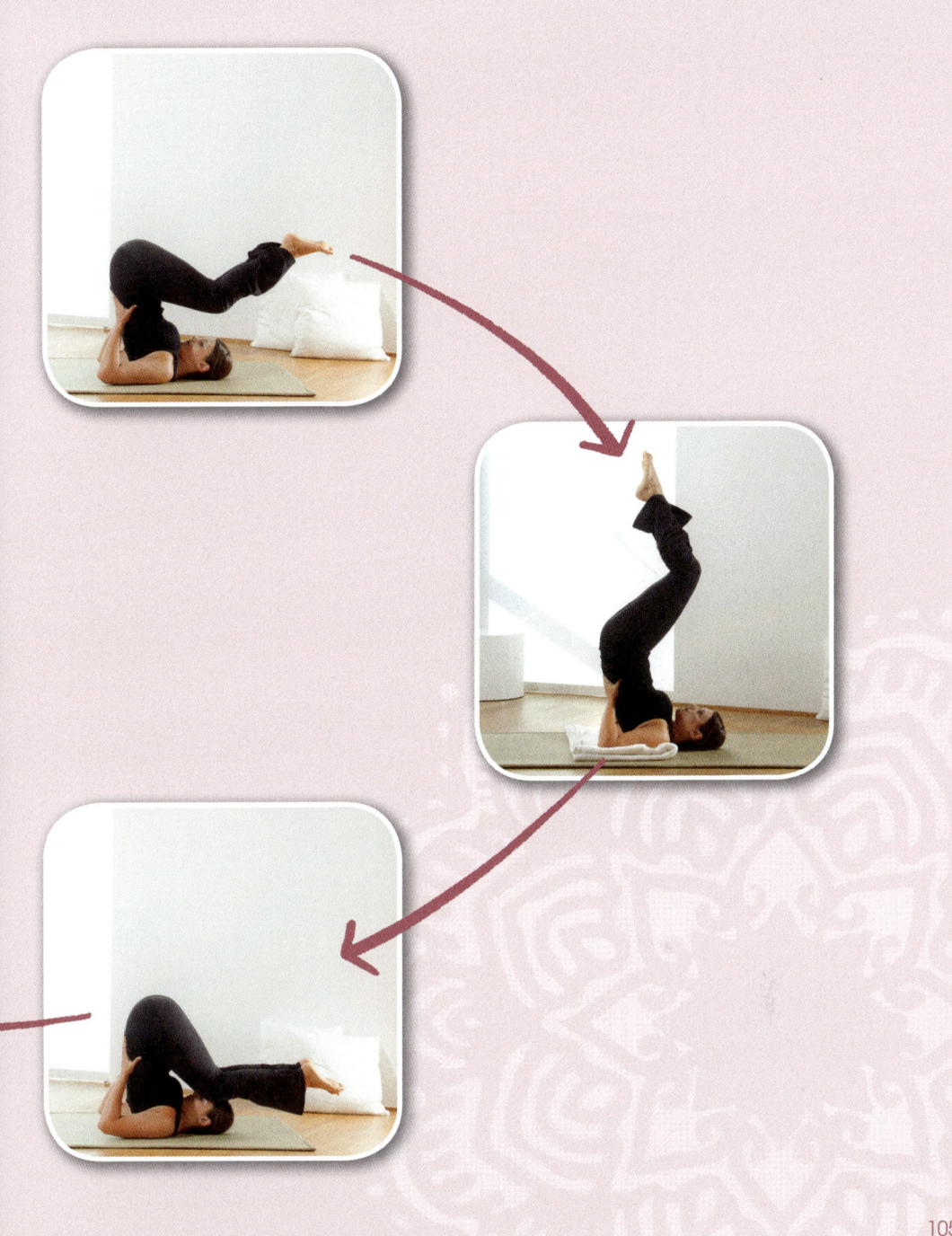

»LET IT BE« –
Endentspannung

Keine Yoga-Praxis – und sei sie auch noch so kurz – ist vollständig ohne die ultimative Endentspannung, in der du Ruhe finden und alle Anstrengung loslassen kannst, sowohl die körperliche als auch die geistige und emotionale Anspannung. Nimm dir deshalb am Ende deiner Praxis immer einen Moment Zeit, die Früchte zu ernten und zu entspannen. Du übst dadurch, dich vertrauensvoll dem Zyklus des Lebens zu übergeben. Dabei ziehst du dich an einen inneren Ort zurück, wo es immer friedlich und ruhig ist. In der Yogi-Sprache ist dieser Ort unsere Essenz, unser natürlicher Zustand, wo nur Glückseligkeit herrscht. Wo dir die Impulse deines Körpers, deiner Gedanken und deiner Emotionen nichts anhaben können, wo du sozusagen von all den Turbulenzen des Lebens gänzlich unberührt bleibst. Deshalb gönne dir nach all deinen Bemühungen das Sahnehäubchen und ruhe dich aus. Ausruhen kannst du natürlich jederzeit, auch ohne vorher großartig Asanas geübt zu haben.

EKA PADA PAVANAMUKTASANA
Einbeinige Knie-Brust-Position

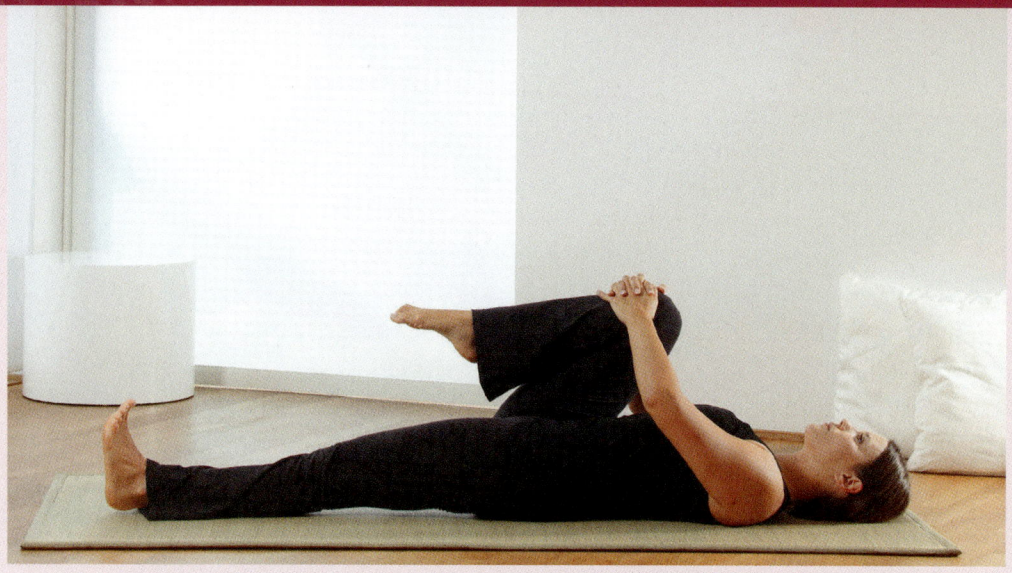

In der Rückenlage winkelst du mit der Einatmung ein Bein an und ziehst das Knie mit der Ausatmung in Richtung Brust. Dein Rücken und dein Kopf bleiben komplett auf dem Boden liegen. Verweile drei bis fünf Atemzüge und ziehe das Knie bei jeder Ausatmung näher zur Brust. Entspanne deinen Rücken. Eventuell wehen die Winde, denn vielleicht hat sich Luft in deinem Bauchraum angesammelt. Was soll's.
Wechsele das Bein.

Ziehe dann beide Knie zur Brust und deine Stirn in Richtung Knie, atme tief ein und halte die Luft an, solange du kannst. Sauge dich voll mit Energie! Lasse in der Ausatmung alles auf einen Schlag los und komme in die Rückenlage.

SHAVASANA
Totenposition

Ziehe dir gegebenenfalls etwas Warmes über oder decke dich zu und lege dich wieder auf den Rücken. Öffne deine Handinnenflächen nach oben und lasse deine Füße locker zu den Seiten fallen, so dass dein Schulter- und Beckengürtel entspannen können. Wenn du Spannungen im unteren Rücken verspürst, lege dir ein Kissen in die Kniekehlen. Nimm einen bewussten Atemzug und atme durch den Mund aus. Lasse dann die Atmung ganz natürlich fließen. Du bleibst unbewegt mit geschlossenen Augen liegen, wanderst mit deiner Aufmerksamkeit durch deinen ganzen Körper und wirst überall weich. Gedanken, die jetzt möglicherweise auftauchen – wie z. B. Dinge, die du gleich erledigen musst –, lassen dich gänzlich unberührt. Verweile hier fünf Minuten.

▌Übrigens ...

... nicht umsonst heißt diese Asana die Totenposition. Du lässt wirklich alles los und übst das Sterben. Suche dir eine Musik aus, die dich komplett entspannt und die ungefähr fünf bis sieben Minuten lang ist. Lasse dich von ihr bezaubern und wegtragen. Stelle dir alternativ die Uhr mit einem sanften Weckton.

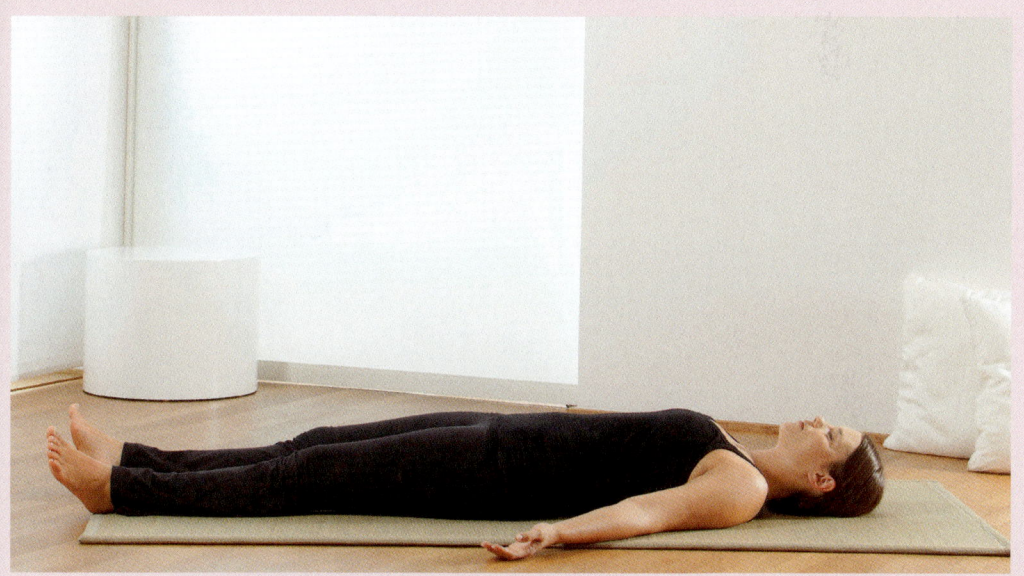

»FEEL IT! SEE IT!« –
Selbstbetrachtung

Wir nähern uns dem Ende der Stunde. Erinnere dich: Deine Yoga-Praxis ist wie ein Date mit dir selbst. Ähnlich wie du nach einer Verabredung kontemplativ nachsinnst, wie das Date gelaufen ist, nimmst du dir am Ende deiner Praxis auch die Zeit, genau hinzuschauen. Was fühlst du? Was siehst du? Wie fühlt sich dein Körper jetzt an? Ist er vielleicht geschmeidiger, kraftvoller, entspannter als zu Beginn der Praxis? Wie sieht es in deiner Gedankenwelt aus? Hat sich der Fluss deiner Gedanken verlangsamt oder hat sich das Drama in deinem Kopf etwas beruhigt? Und was ist in deiner Gefühlswelt los? Fühlst du dich vielleicht ruhiger, ausgeglichener, freudiger im Herzen? Bei dieser Selbstbetrachtung spürst du in dich hinein und siehst die Dinge so, wie sie sind. Ohne vorgefertigte Meinung, wie du dich fühlen solltest. Du siehst schlicht und ergreifend klar und deutlich, was ist. Es ist immer einfach so, wie es gerade ist. Nicht mehr, aber auch nicht weniger.

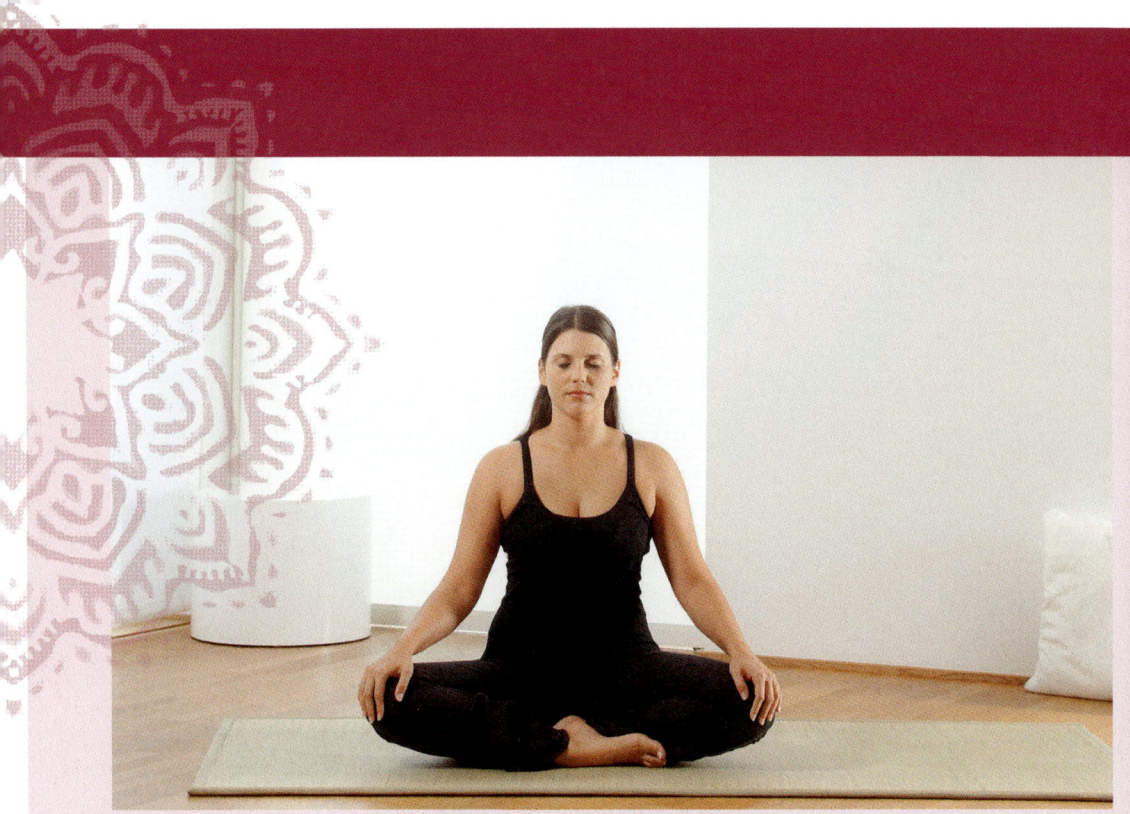

Sieh, was es zu sehen gibt, und fühle, was es zu fühlen gibt

Spüre nun deinen Körper wieder etwas präsenter, während du noch einen Moment auf dem Rücken liegen bleibst. Fange an, deinen Körper mit kleinen Hand- und Fußbewegungen zu neuem Leben zu erwecken. Recke und strecke dich wie nach einem langen, erholsamen Schlaf und rolle dich aus Shavasana (Totenposition) auf eine Seite. Verweile einen Moment in dieser Embryohaltung. Lasse die Augen noch geschlossen, stütze dich mit einer Hand ab und komme hoch ins Sitzen. Nimm die Ruhe aus Shavasana mit. Finde einen bequemen aufrechten Sitz, entweder in Siddhasana (perfekter Schneidersitz) oder in Sukhasana (bequemer Schneidersitz) (siehe Kapitel 1 »You have a date«). Ein Stuhl ist wie bereits erwähnt auch eine Option. Nimm dir einen Moment Zeit zur Selbstbetrachtung. Horche in dich hinein und spüre, wie schon zu Beginn der Stunde, wie du dich jetzt körperlich, mental und emotional fühlst. Stelle fest, ob es einen Unterschied gibt. Wenn ja, welchen. Versuche, deinen Zustand zu benennen. Wahrscheinlich ist es so, dass du dich auf jeden Fall besser fühlst als vor der Praxis, unabhängig davon, in welchem Zustand du auf die Matte gekommen bist. Nimm den Unterschied gelassen zur Kenntnis. Fühle, was es zu fühlen gibt. Und sieh, was es zu sehen gibt. Nimm dann die Hände vor die Brust.

Bedanke dich bei dir selbst für die Zeit und die Aufmerksamkeit, die du dir auf der Matte geschenkt hast.
Und auch ich bedanke mich dafür bei dir.
Namaste!

Du kannst an die Asanas auch noch Pranayama-Übungen (Atemübungen) und/oder eine Meditation anschließen, ganz wie du magst (mehr dazu in den Exkursen »Every breath you take« und »Meditation in motion and stillness«).

❙Übrigens …

… finde ich es sehr schön, ein persönliches Abschlussritual zu etablieren. Viele verbeugen sich bei »Namaste« und murmeln leise ihren Abschlussspruch. Das kann ein Mantra sein, das andere und dich selbst stärkt, z. B: »Lokah Samastha Sukhino Bhavantu« (in etwa: »Mögen alle Lebewesen glücklich und frei sein«) oder ein persönlicher Spruch, den du dir selbst ausdenkst. Mein Favorit ist:
»Ich bedanke mich bei allen Lehrern dieser Welt. Ich bedanke mich bei meiner Hall of Fame (meinen persönlichen Lehrern und meinen Schülern). Und ich bedanke mich bei mir selbst, dass ich immer wieder auf die Matte gehe. Danke, danke, danke.«

»EVERY BREATH YOU TAKE« –
Pranayamas (Atemübungen)

Mit jedem Atemzug, den du nimmst, übst du Yoga

Zumindest übst du Yoga dann, wenn du den Atemzug bewusst nimmst und eine Absicht damit verfolgst. Denn über die Lenkung deiner Atmung kannst du deinen Zustand im positiven Sinne unmittelbar manipulieren. Du kannst dich beruhigen, dich erfrischen oder ausgleichen, je nachdem, welches Bedürfnis du gerade verspürst. Und das Geniale daran ist: Dein Atem ist immer bei dir und als Instrument nutzbar, ob du nun auf der Matte bist oder im Supermarkt an der Kasse stehst.

Wechselspiel zwischen Atem und Geisteszustand

Im Normalfall schenkst du deiner Atmung womöglich nicht so viel Aufmerksamkeit. Du atmest eben, das passiert ja immerhin automatisch, oder? Wenn du jedoch deine Atmung im täglichen Leben einmal beobachtest, wirst du das Wechselspiel zwischen deinem Gemütszustand und deiner Atmung feststellen. Nicht umsonst spiegelt sich diese wechselseitige Abhängigkeit auch in der Sprache wider: Du hältst den Atem an, du schnappst nach Luft, dir stockt der Atem, oder du musst erst einmal tief Luft holen. Das liegt an der Verbindung zwischen deinem zentralen Nervensystem und deiner Atmung. Fühlst du dich unruhig und nervös oder hast gar Angst, atmest du flach und unregelmäßig oder hältst im schlimmsten Fall sogar die Luft an. Daraufhin bekommt dein zentrales Nervensystem die Botschaft: »Achtung! Gefahr! Bereite dich auf Angriff oder Flucht vor!« Dein Körper wird in Alarmbereitschaft versetzt, was automatisch eine Kette von biochemischen Reaktionen in Gang bringt, die allesamt nur eins bewirken: Stress. Das kann kurzzeitig in Ordnung sein, hat aber langfristig negative Auswirkungen.

Atme tief, glücklich und frei

Umgekehrt funktioniert diese Abhängigkeit erfreulicherweise auch: Bist du entspannt und ruhig, atmest du automatisch tief in den Bauchraum ein und aus. Dein zentrales Nervensystem bekommt die Nachricht: »Alles in Ordnung.« Dein Körper bleibt entspannt, deine Gedanken- und Gefühlswelt wird ruhiger, so dass dein Atem noch freier fließt und sich dein zentrales Nervensystem entspannt. Gleichzeitig bist du präsenter, konzentrierter und fokussierter.

Tu dir Gutes: Lenke deine Atmung bewusst

Wenn du erst einmal die Einheit zwischen deinem Atem, deinem Geist und deinem Körper erkannt hast, ist es ganz einfach: Durch die bewusste Veränderung deiner normalerweise unbewussten Atemmuster kannst du binnen kurzer Zeit den von dir gewünschten positiven Effekt erzielen und dir jederzeit und überall etwas Gutes tun.

Pranayamas – der unerschöpfliche Tank voller Lebensenergie

Die Wechselwirkung zwischen Atmung und Körperreaktionen haben Yogis schon vor Jahrtausenden durch Ausprobieren erkannt und unzählige Atemübungen, sogenannte Pranayamas, mit unterschiedlichen Wirkungen entwickelt. Unter Prana versteht der Yogi die Lebensenergie, die wir (neben der Nahrung, im Übrigen auch der geistigen) mit der Atmung zu uns nehmen. Mit einer gezielten Pranayama-Praxis reicherst du deinen Körper mit so viel Lebensenergie wie möglich an: Du tankst also regelrecht Energie.

Pranayama immer und überall

Du kannst die folgenden Atemübungen theoretisch immer und überall machen. Auf der Matte lassen sich manche von ihnen sehr gut vor der Asana-Praxis anwenden. Einige kannst du optimal während der Yoga-Übungen einsetzen. Wieder andere eignen sich vorzüglich als Vorbereitung für die Meditation im Anschluss an die körperlichen Praktiken. Wenn du mit solchen Atemübungen noch nicht vertraut bist, nähere dich langsam an, da es manchmal durch die ungewohnt tiefe Atmung zu Schwindelgefühlen oder Unwohlsein kommen kann. Falls das passiert, mache bitte eine Pause.

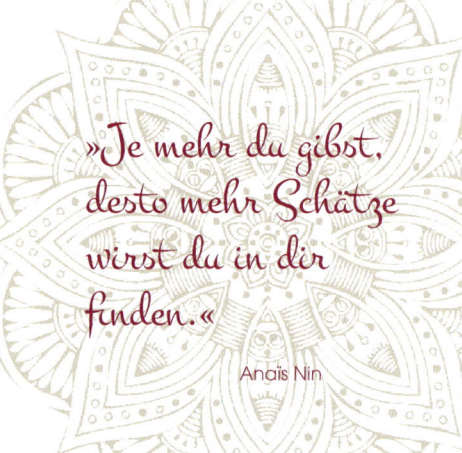

»Je mehr du gibst, desto mehr Schätze wirst du in dir finden.«

Anaïs Nin

Einfache Pranayamas zum Üben

1. Schaffe immer wieder Atembewusstsein

Beobachte zwischendurch und zu Beginn deiner Asana-Praxis deine natürliche Atmung, ohne sie zu verändern. Du wirst womöglich feststellen, dass sie sich allein durch deine Konzentration vertieft und du ruhiger wirst. Willst du noch mehr Atmungsbewusstsein schaffen, übe Yogic Pranayama (siehe Kapitel 2 »The trick is to keep breathing« Yogic Pranayama).

2. Nadi Shodhana – Reinigungs-/Wechselatmung (Reinigung der Energiekanäle)

Bei der Wechselatmung atmest du abwechselnd durch die beiden Nasenlöcher ein und aus, wodurch deine zwei Körperhälften und somit deine weiblichen und männlichen Energien ausgeglichen werden. Deinem rechten Nasenloch wird im yogischen Verständnis die in uns allen liegende männliche Seite mit Qualitäten wie Energie, Wärme, Intellekt und Aktivität zugesprochen, während dein linkes Nasenloch für die in uns allen liegende weibliche Seite mit Qualitäten wie Kühle, Passivität, Emotionen und Intuition zuständig ist.

So geht's: Führe deinen Zeige- und Mittelfinger an den Punkt zwischen deinen Augenbrauen und deinen Ringfinger und Daumen rechts und links deiner Nasenlöcher. Halte deinen Kopf gerade, verschließe sanft dein rechtes Nasenloch und atme links ein. Nun verschließe das linke Nasenloch und atme rechts aus. Atme durch rechts ein, verschließe rechts und atme durch links aus. Zähle bis vier, damit jede Atemphase gleich lang ist. Das ist eine Runde.

- Wirkung: ausgleichend
- Übe jederzeit drei bis fünf Minuten, wann immer dir danach ist, und schließe mit der Ausatmung durch dein linkes Nasenloch ab.

3. Ujjayi – »Engeatmung / Ozeanisches Atmen«

Bei der »siegreich verlängerten Atmung« atmest du tief und gleichmäßig durch die Nase ein und aus. Du verengst dabei den Kehlkopf und die Stimmritze, so dass die Atmung wie durch ein Ventil kontrolliert langsamer als üblich fließen kann. Mit ein wenig Übung erzeugst du dabei ein sanftes Geräusch. Um zu prüfen, wie sich dies feinmotorisch anfühlt, lege eine Hand auf deinen Kehlkopf und hauche mit geöffnetem Mund aus. Spüre, wie sich dein Kehlkopf etwas zurückzieht. Behalte diese Position des Kehlkopfes bei, allerdings mit geschlossenem Mund.

- Wirkung: beruhigend
- Übe jederzeit drei bis fünf Minuten, wann immer dir danach ist, oder integriere Ujjayi in deine Asana-Praxis, um die Konzentration aufrechtzuerhalten.

4. Samavritti Pranayama – »regelmäßige Atmung«

Bei der regelmäßigen Atmung atmest du gleich lang und tief durch die Nase ein und aus. Integriere zwischen der Einatmung und der Ausatmung eine ebenso lange Atemanhaltung (Kumbhaka). Zähle jede dieser vier Atemphasen auf vier Zählzeiten. Du wirst vielleicht einen Unterschied in den einzelnen Phasen feststellen. Deine Atmung sollte bequem und ohne Anstrengung fließen. Du kannst also je nach Bedarf die Atemphasen auf drei Zähleinheiten verringern bzw. sie nach oben korrigieren, um deine Atmung noch mehr zu vertiefen. Zähle dann langsam wieder bis vier zurück und finde zu deiner normalen Atmung zurück.

- Wirkung: ausgleichend und beruhigend
- Übe jederzeit drei bis fünf Minuten, wann immer dir danach ist.

5. Visamavritti Pranayama – »unregelmäßige Atmung«

Mit der »unregelmäßigen Atmung« kannst du dich entweder beleben und erfrischen oder beruhigen, je nachdem, ob du die Ein- oder die Ausatmung durch die Nase betonst. Zähle jede Atemphase zunächst auf drei Zählzeiten, dann steigere dich in jeder Atemrunde in der betonten Atemphase um eine Zählzeit, bis du bei einem Verhältnis von 3:6 angelangt bist. Solltest du beim Verhältnis 3:6 nicht bequem atmen können, dann komme auf 2:4 zurück. Wenn du noch Luft nach oben hast, atme dich auf 4:8 oder 5:10 hoch. Gleiche die Atemphasen dann langsam bis auf drei Zählzeiten wieder aneinander an und komme zu deiner normalen Atmung zurück.

Wirkung:
- Betonung der Ausatmung: beruhigend
- Betonung der Einatmung: belebend
- Übe jederzeit drei bis fünf Minuten, wann immer dir danach ist, und entscheide, welchen Effekt du erzielen möchtest.

Achtung! Nimm dir nach jeder Atemübung einen Moment Zeit, um der Wirkung nachzuspüren. Nimm das, was du spürst, wie immer gelassen zur Kenntnis. Namaste!

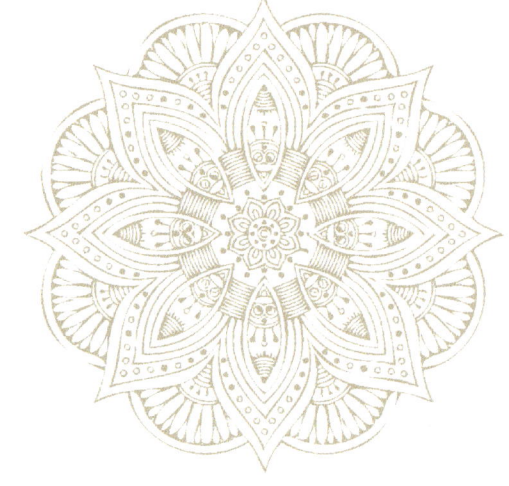

»MEDITATION IN MOTION AND STILLNESS« –
Meditationen

Meditation ist immer und überall

Vielleicht hast du bereits eine Vorstellung von Meditation, vielleicht nicht. Vielleicht hast du schon meditiert und denkst: »Das ist nichts für mich. Ich kann eh nicht aufhören zu denken.« Good news: Das musst du auch gar nicht!

Der wilde Affe in dir – Monkey Mind

Meistens ist es doch so, dass dein Geist abschweift und sich mit allem Möglichen beschäftigt, nur nicht mit dem, was gerade gegenwärtig ist. Dein unruhiger Geist, dein »Monkey Mind«, nimmt jeden Impuls auf und springt so von Gedankenast zu Gedankenast. Dein Gehirn ist ja schließlich auch dazu gemacht, zu denken, Impulse zu sortieren, zu kategorisieren und zu beurteilen, ob du reagieren musst oder nicht. Das ist allerdings auch anstrengend, was du vielleicht als innere Unruhe wahrnimmst. Da hilft die Meditation! Du kannst lernen, deinem eigenen Hirn beim Denken zuzuschauen, was mal mehr, mal weniger interessant ist. Denn du wirst feststellen, dass du die gleichen Gedanken immer und immer wieder denkst. Das langweilt dich im besten Fall. Schlimmstenfalls treibt es dich an den Rand des Wahnsinns – je nachdem, was dein Gehirn gerade so denkt. Gut, dass du deinen Gedanken nicht einfach so ausgeliefert bist, sondern in der Meditation lernen kannst, deinen Gedankenfluss zu beobachten und zu verlangsamen. Um so früher oder später aus dem ewig gleichen Gedankenkarussell auszusteigen.

»Wenn du eine Karotte schälst, schälst du eine Karotte.«

Das ist einer meiner Lieblingssprüche aus dem Zen, der für mich die Quintessenz der Meditation auf den Punkt bringt. Du tust genau das, was es gerade zu tun gibt, hältst deinen Geist darauf fokussiert und bist glücklich und zufrieden. Meditation kann also immer und überall entstehen. Das ist zugegebenermaßen bereits die hohe Kunst. Aber wir alle kennen solche Momente des Glücks, in denen wir vollkommen verschmelzen mit dem, was gerade ist. Du kannst üben, immer öfter und leichter in diesen Zustand zu kommen und länger darin zu verweilen. Der Weg dorthin ist immer gleich.

Lasse los, beobachte und beurteile nicht

▸ Lasse jede Absicht, jedes Wollen oder Müssen in der Meditation los und beobachte einfach nur, was passiert.

- Lasse jede Vorstellung, jede Idee, jedes Konzept los: von dir selbst und von anderen, von richtig oder falsch, von gut oder schlecht, macht man, macht man nicht. Beobachte, ohne zu bewerten oder zu beurteilen, was an Gedanken und Gefühlen zutage kommt.
- Lasse diese Gedanken und Gefühle kommen und lasse sie genauso auch wieder gehen, ohne deren Reiz-Reaktions-Schemata zu folgen.

Meditation führt dich in dein tiefstes Inneres

Mit etwas Übung kannst du in der Meditation in dein Innerstes blicken. Jenseits der immer gleichen Gedanken findest du Zugang zu tiefen Erkenntnissen, die dir bei rein intellektueller Anstrengung verwehrt blieben. Wenn du »nur« nachdenkst, lassen dich zu viele Denkmuster und Glaubenssätze nicht in die inneren Bereiche vordringen. In der Meditation kann sich dein Bewusstseinszustand verändern, so dass du bisher unbekannte oder unbeachtete Regungen und Gefühle wahrnehmen kannst. Auf diese Weise wirst du die Ruhe und den Frieden jenseits deiner Gedanken- und Gefühlswelt immer besser erkennen lernen.

Anker für deine Meditation

Die reinste Form der Meditation ist »sit down and shut up«. Aber das ist am Anfang gar nicht so einfach. Wenn du dich ohne konkrete Anleitung noch ein wenig verloren fühlst, dann suche dir einen Meditationsgegenstand aus, den du als sogenannten Anker nutzen kannst. Wenn deine Gedanken abschweifen, was sie voraussichtlich immer wieder tun werden, bringst du deine Konzentration immer wieder zu deinem Anker zurück.

- **Halte dich an deinem Atem fest** und konzentriere dich in der Meditation ausschließlich darauf, wie dein Atem in deinen Körper ein- und ausströmt.
- **Konzentriere dich auf deinen gesamten Körper oder auf einzelne Körperteile** und versuche den Energiefluss oder gegebenenfalls die Verspannungen zu erspüren und zu lösen – seien sie nun körperlicher oder emotionaler Natur.
- **Halte deine Konzentration auf eine Mudra gebündelt,** also auf eine bestimmte Haltung der Hände, Finger, Augen oder Zunge. Probiere es doch einmal mit der Jin-Mudra. Führe die Zeigefinger und Daumenspitzen deiner rechten und linken Hand jeweils zusammen und entspanne die Hände wieder. Halte diese Verbindung, ohne zu verkrampfen.
- **Rezitiere ein Mantra, eine Silbe, ein Wort oder einen Satz,** der eine bestimmte Bedeutung in sich trägt und so einen Effekt auf dich erzeugt. Eins meiner Lieblingsmantren ist: Om mane padme hung (Lotus meines Herzens öffne dich). Rezitiere dieses oder ein anderes Mantra, das du dir auch selbst ausdenken kannst, einfach einmal eine Weile und beobachte, was passiert.
- **Visualisiere ein Bild oder einen Begriff,** eine Farbe oder ein Gefühl. Versuche dabei, die jeweiligen Qualitäten zu erforschen und

dich mit ihnen zu verbinden. Wenn du auf oder am Wasser meditierst, verbinde dich zum Beispiel mit den Qualitäten Transparenz und Klarheit. Klingt außergewöhnlich, funktioniert aber mit etwas Übung sehr gut.
- **Versuch macht klug:** Probiere einfach die unterschiedlichen Anker aus und stelle fest, welcher Meditationsgegenstand am besten für dich geeignet ist.

Meditate! So oft und wo auch immer du kannst

Wann? Ob beim Karottenschälen oder auf der Matte: Versuche so oft wie möglich zu meditieren. Immer wieder. Starte mit fünf bis zehn Minuten täglich, idealerweise um eine Zeit, die gut und regelmäßig in deinen Tagesablauf passt.

Wo & Wie? Du kannst im Sitzen, Gehen, Stehen oder Liegen meditieren. Letzteres birgt natürlich die Gefahr einzuschlummern, deshalb üben die meisten im Sitzen.

Und los geht's
- Stelle dir einen Meditationsgong auf die Zeitdauer ein, die du sitzen möchtest.
- Setze dich aufrecht und bequem auf einen Stuhl oder im Schneidersitz auf den Boden (siehe Kapitel 1 »You have a date«) und schließe die Augen.
- Entspanne deinen Po, die Oberschenkel und deine Knie.
- Ziehe die Wirbelsäule lang und senke dein Kinn etwas in Richtung Brustbein ab.
- Lege die Hände entspannt auf die Oberschenkel und entspanne auch die Schultern.
- Konzentriere dich auf deinen Meditationsgegenstand und hole dich, falls du abdriftest, immer wieder dorthin zurück.
- Komme, was wolle: Lasse los, beobachte, beurteile nicht.
- Welche Gefühle und welche Gedanken auch immer kommen, lasse sie kommen, ohne dich davon überwältigen zu lassen.
- Immer wieder: Lasse los, beobachte, beurteile nicht.

Schaue einfach, was passiert. Es gibt keine genaue Definition, was Meditation ist oder wie du dich zu fühlen hast. Mache deine eigenen Erfahrungen. Du musst in der Meditation nichts erreichen und auch nichts können. Alles geschieht vollkommen absichtslos und konzeptlos. Aber es geschieht. Sobald du dir die Zeit dafür nimmst.

Spüre die positiven Effekte der Meditation. Wenn der Gong ertönt, nimmst du dir ein wenig Zeit, nachzuspüren. Womöglich spürst du:
- mehr Ruhe und Gelassenheit, gleichzeitig mehr Kraft und Energie
- mehr Konzentration und Fokus
- mehr Verbundenheit mit dir selbst und mit allem um dich herum
- intuitive Klarheit und die Fähigkeit, die Dinge so zu sehen, wie sie sind.
- Auch wenn du es nicht sogleich spürst, so fördert Meditation langfristig dein Leistungsvermögen, dein Selbstbewusstsein und Selbstvertrauen, weil du deine Stärken immer besser kennenlernst und du deine Schwächen immer mehr akzeptierst.

Was immer in der Meditation passiert oder nicht passiert: Nimm das, was ist, wie immer gelassen zur Kenntnis. Namaste!

»YOGA IS A LIFESTYLE«

Yoga ist ein Lebensstil – auf und jenseits der Matte

Auch wenn du wie die meisten Yoga zunächst als körperliche Praxis wahrnimmst, wirst du schnell feststellen, dass es viel mehr ist, als sich zu »verknoten«. Yoga ist eine Lebensphilosophie, die du auf unterschiedliche Art und Weise in dein Leben integrieren kannst. Egal wo du mit Yoga anfängst, es tut sich eine riesige neue Welt für dich auf. Machst du eine Tür auf, zeigen sich dahinter viele weitere, die du öffnen kannst. Nähere dich Schritt für Schritt der Welt des Yoga, in deinem Tempo und in deinem Rhythmus. Vielleicht reicht es dir, die Tür zu der Asana-Praxis geöffnet zu haben. Auch das ist vollkommen in Ordnung. Denn egal welche Praktiken des Yoga du übst: Yoga wirkt! Aber vielleicht bist du ja doch neugierig geworden und willst nun etwas mehr erfahren.

Die weite, weite Welt des Yoga

Der Ursprung von Yoga liegt ca. 3500 Jahre zurück und wird in Indien verortet. Der zunächst religiös geprägte Yoga basiert auf den Upanishaden, einer Sammlung philosophischer Schriften des Hinduismus (ca. 800 v. Chr.), sowie auf der Bhagavad Gita, einer der zentralen Schriften des Hinduismus (ca. 500 v. Chr.), in der erstmalig erläutert wird, dass jeder Mensch unabhängig von seiner Kaste – eine überwiegend in Indien vorherrschende Einteilung nach Sozialstrukturen – den Weg des Yoga gehen kann. Dies war seinerzeit ein revolutionärer Gedanke. Jeder durfte diese Techniken nutzen, um Atman (sein wahres Selbst) und die Göttlichkeit in sich selbst zu erkennen. Die in der Bhagavad Gita genannten Wege dorthin sind: **Bhakti Yoga**, der Weg der Hingabe, **Karma Yoga**, der Weg des bewussten Handelns, und **Jnana Yoga**, der Weg des Intellekts und der Weisheit.

Die Hoffnung auf innere Freiheit und Glück

In der Folge entstand der **klassisch-philosophische Yoga**, auch **Raja Yoga**, der auf Patanjalis Yoga-Sutras (200 v.–200 n. Chr.) basiert. Die Sutras werden häufig als die maßgeblichen Grundlagentexte des Yoga bezeichnet. In diesen Leitfäden werden die Funktionsweise des Geistes und die daraus resultierenden Störungen im Geiste beschrieben, die uns nach Patanjali nur Leid bringen und uns aus unserem natürlichen Zustand der Glückseligkeit herausreißen. Wie gut, dass Patanjali uns einen Weg zu innerer Freiheit aufzeigt: den achtgliedrigen Pfad. Um möglichst günstige Voraussetzungen zu schaffen, diesen Weg ins Glück zu gehen, haben die Yogis über Jahrtausende hinweg eine Reihe praktischer Körperübungen entwickelt. Diese sind erstmalig in der Hatha Yoga Pradipika – nach dem Yoga-Sutra die wohl bekannteste klassische Yoga-Schrift (800–1200 n. Chr.) – dokumentiert und werden bis heute als Hatha Yoga auf der Matte geübt. Aber nicht nur ein geschmeidiger Körper führt dich laut Patanjali ins Glück, sondern auch deine innere Haltung.

Der achtgliedrige Pfad als Lebensstil

Patanjali zeigt uns einen konkreten Weg auf, wie wir eine innere Haltung entwickeln können, um wieder zur Glückseligkeit zurückzufinden. Glücklich sein – wer will das nicht!

Kultiviere eine friedvolle innere Haltung

Als ich das erste Mal vom achtgliedrigen Pfad hörte, dachte ich, dass aus mir nie ein ordentlicher Yogi wird. Die ersten beiden Glieder dieses Pfads, die sogenannten Yamas (»Umgang mit der Umwelt«) und Niyamas (»Umgang mit dir selbst«), welche Patanjali als Lebensstil vorschlägt, haben Ähnlichkeit mit den Geboten der großen Weltreligionen, allerdings ohne dass sie an einen Gott gebunden sind. Du kannst sie als eine Art ethischen Verhaltenskodex oder als die Do's and Dont's eines Yogis verstehen.

1. Yamas beinhalten die Werte Ahimsa (Gewaltlosigkeit), Satya (Wahrhaftigkeit), Asteya (Nicht-Stehlen), Brahmacharya (Maßhalten) und Aparigraha (Nicht-Horten).

2. Niyamas sind Shaucha (Reinheit), Santosha (Zufriedenheit), Tapas (Selbstdisziplin), Svadhyaya (Selbststudium, Selbstreflexion), Ishvara Pranidhana (Vertrauen in eine höhere Kraft).

Patanjali hält sich auf Sanskrit kurz und lässt damit unendlich viel Spielraum für Interpretationen und Diskussionen, wie die Yamas und Niyamas zu verwirklichen seien. Es gibt unzählige Bücher dazu, und in Yogi-Kreisen werden die Yamas und Niyamas heftig diskutiert. Ich dachte anfänglich, ich sei erst ein guter Yogi, wenn ich fortan nur noch liebevoll und stets ehrlich sei, maßhalte bzw. prinzipiell nichts Materielles mehr brauche. Wenn ich meinen Körper, meine Gedanken, Worte und Taten reinhalte und zufrieden sei, egal was ist. Wenn ich jeden Tag diszipliniert auf die Matte gehe, mich ständig reflektiere, um mich schließlich vertrauensvoll dem Lebensfluss hinzugeben, ohne Wenn und Aber. Auwei. Beinahe hätte ich angesichts dieser schier unüberwindbaren Aufgabe aufgehört. Bis ich einfach angefangen habe, mein Bestes zu geben und mich so, wie ich bin, zu akzeptieren, mit allen Sonnen- und Schattenseiten. Letztere versuche ich, so gut ich kann, in den Griff zu bekommen.

Vielleicht hast auch du Lust, dich einmal bewusst mit den Yamas und Niyamas auseinanderzusetzen und sie als innere Haltung, so gut es geht, in dein Leben zu integrieren. Ich kann es dir nur empfehlen!

Die Störfaktoren deines Geistes – die Kleshas

»Wozu soll das gut sein?«, könntest du fragen. Um den Störfaktoren unseres Geistes, den sogenannten Kleshas, so wenig Angriffsflächen wie möglich zu bieten, sagt Patanjali. Diese Kleshas reißen uns aus der Glückseligkeit und lassen uns leiden. Patanjali benennt fünf wesentliche Störfaktoren des Geistes: Wir lassen uns von unserem falschen Wissen leiten, der grundsätzlichen Täuschung, der wir erliegen, weil wir davon ausgehen, dass das, was wir sehen, die objektive Wahrheit ist. Dabei vergessen wir, dass sich immer Eintrübungen wie ein Schleier über unsere Wahrnehmung legen, durch die eigenen Erfahrungen, Wünsche und Erwartungen. Diese Wahrnehmung ist demzufolge immer subjektiv. Unser Ego, sei es zu groß oder zu klein ausgeprägt, spielt dabei eine ebenso große Rolle wie unsere Vorlieben und Abneigungen. Von unseren Ängsten ganz zu schweigen, die – und das ist unschwer nachvollziehbar – laut Patanjali am schwierigsten zu überwinden sind.

Nur Mut: Inneres Glück ist möglich

Beobachte deine Gedanken- und Gefühlswelt zwischendurch immer wieder, zum Beispiel in der Meditation, und du wirst wahrscheinlich feststellen, dass du dein Fühlen, Denken und Handeln auf eine oder mehrere Kleshas (im Sinne von Ursachen) zurückführen kannst. Und dadurch leidest du. Aber nur Mut: Samadhi, wie Patanjali den Zustand der Glückseligkeit nennt, ist möglich. Du hast sicherlich schon Samadhi erfahren, zum Beispiel beim Hören von Musik oder wenn es beim Sex wirklich gut läuft. Das nennt Patanjali »Niederes Samadhi« oder »Spontanes Samadhi«. In diesen göttlichen Zustand zu kommen, kannst du bewusst begünstigen, wenn du aus vollem Herzen und mit Geduld und Übung den achtgliedrigen Pfad des Raja Yoga gehst und deine Kleshas überwindest oder zumindest abmilderst. So findest du zurück zu »Samadhi« – dem Zustand inneren Glücks. Nicht immer, aber immer öfter!

Der achtgliedrige Pfad im Überblick:

1. Glied: **Yamas** – der Umgang mit deiner Umwelt
2. Glied: **Niyamas** – der Umgang mit dir selbst
3. Glied: **Asana** – der Umgang mit deinem Körper
4. Glied: **Pranayama** – der Umgang mit deinem Atem
5. Glied: **Pratyahara** – der Umgang mit deinen Sinnen
6.–8. Glied: **Samyama** – der Umgang mit deinem Geist
6. Glied: **Dharana** – Konzentration auf einen Meditationsgegenstand
7. Glied: **Dhyana** – Wechselwirkung zwischen dir und deinem Mediationsgegenstand
8. Glied: **Samadh** – Zustand der inneren Freiheit, Glückseligkeit

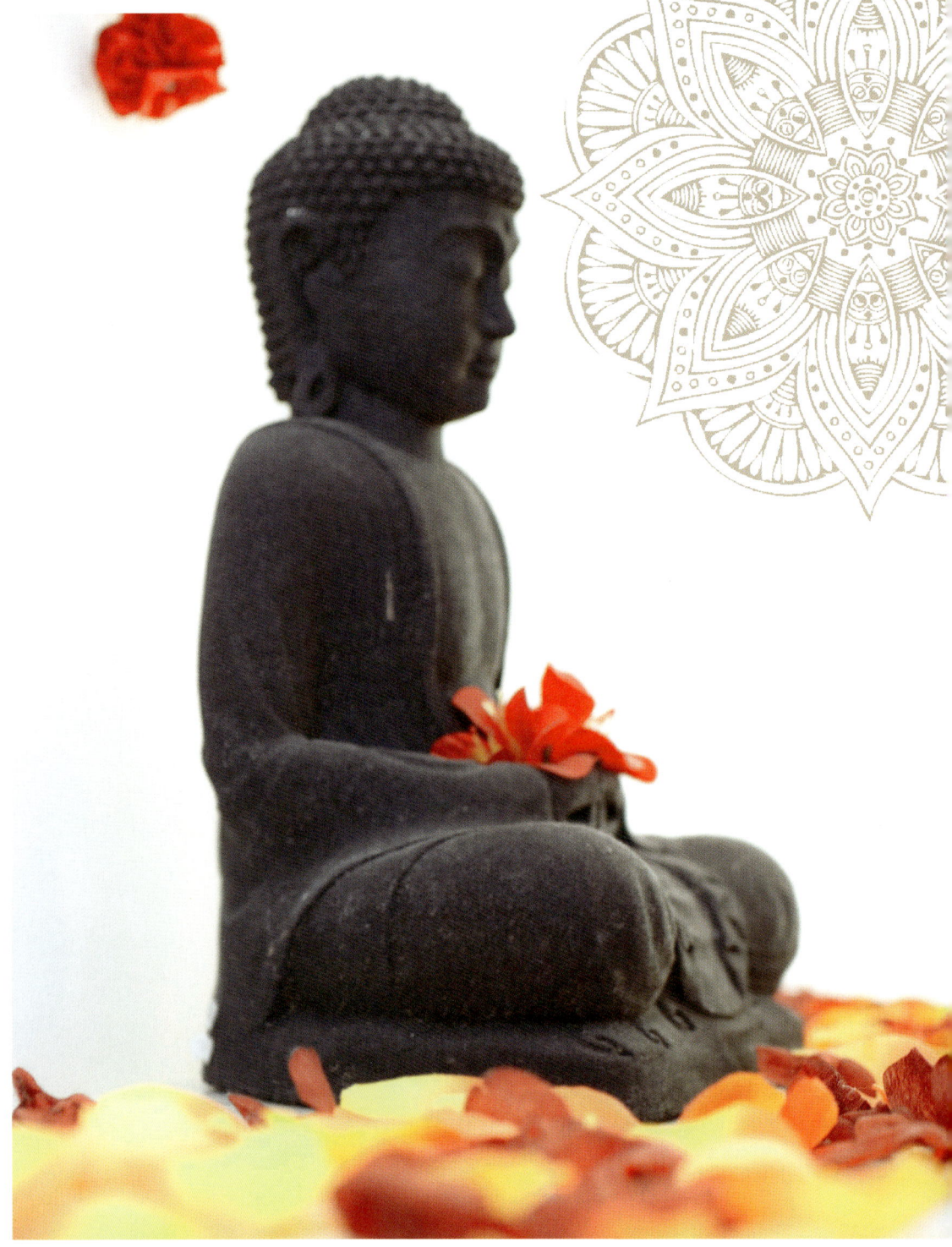

Nachwort

Lasse die Funken sprühen

Ich hoffe, dir hat deine Yoga-Stunde gefallen und der Yoga-Funke ist auf dich übergesprungen. Übe, sooft du kannst – gern mit diesem Buch *YOGA for EveryBody*. Ich empfehle aber auch immer, so viele unterschiedliche Stile wie möglich auszuprobieren. Bis heute haben sich unzählige Richtungen entwickelt: z. B. Shivananda Yoga, Integrales Yoga, Asthanga Yoga, Iyengar Yoga, Vinyasa Yoga, Kundalini Yoga, Bikram Yoga, Power Yoga, Anusara Yoga, Jivamukti Yoga, Vini Yoga, Medical Yoga, Yin Yoga … um nur ein paar zu nennen. Und täglich werden es mehr. Wie auch immer die Stile heißen mögen – sie setzen lediglich unterschiedliche Schwerpunkte und nutzen alle den gleichen großen Werkzeugkasten, den Yoga mit seinen Methoden und Techniken zur Verfügung stellt.

Yoga bleibt Yoga! Aber vielleicht liegt dir der eine Stil mehr als der andere. Probiere deshalb alles mit offenem Herzen aus, was dir auf dem Yoga-Weg begegnet. Versuche möglichst vorbehaltlos die Stunden auszuprobieren und hinterher nachzuspüren, wie es dir bekommen ist.

So oder so – lasse die Yoga-Funken sprühen!

Aus vollem Herzen ein letztes Namaste!
Inge

Ich sage DankeDankeDanke allen festen und freien Kolleginnen und Kollegen im Verlag, die sich so für das Buch eingesetzt haben, insbesondere Claudia Sanna für das schöne Layout und Susanne Mai für das kundige Lektorat. Aber vor allem danke ich the one and only Silvia Vrablecova, meiner wunderbaren Lektorin, die nicht nur das Konzept für dieses Buch durchgesetzt hat, sondern auch dafür gesorgt hat, dass eine Reihe »Yoga for EveryBody« entsteht – großartig! Last but not least danke ich natürlich meinen Lehrern nah und fern. Und das Allerwichtigste – ich danke meinen Schülern, ob live im Unterricht oder als Leser dieses Buches! Always in my heart!

Für meine kleine Mama

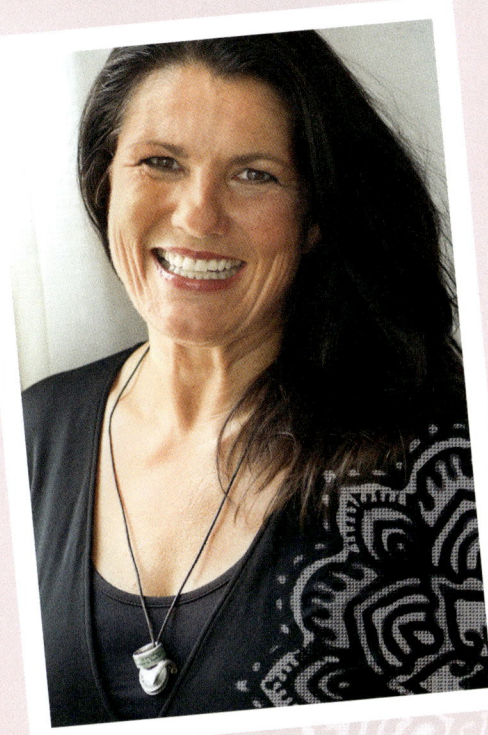

Über die Autorin

Inge Schöps ist zertifizierte Yoga-Lehrerin, Buchautorin und Mental Coach aus Köln. 2009 gründete sie »Yoga-On: YogaPower for EveryBody« und bietet heute Yoga in Verbindung mit Coachings, Workshops und Retreats an. Ihr »Yoga: Das große Praxisbuch für Einsteiger und Fortgeschrittene« wurde zum Bestseller und in mehrere Sprachen übersetzt. Bevor sie zum Yoga kam, war die studierte Übersetzerin und MBA-Absolventin in diversen Führungspositionen für international ausgerichtete Verlagshäuser tätig. Zuletzt ist ihr Buch »Yoga pur« im O.W. Barth Verlag erschienen. **www.yoga-on.com**

FOTOREGISTER

YOU HAVE A DATE – eine Bestandsaufnahme 20

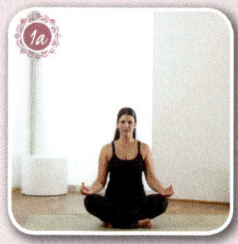
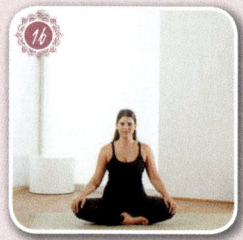

SUKHASANA
Bequemer
Schneidersitz

SIDDHASANA
Perfekter Schneidersitz

THE TRICK IS TO KEEP BREATHING – atme bewusst 24

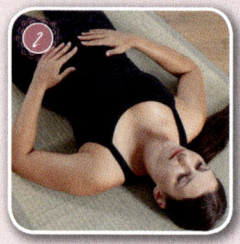
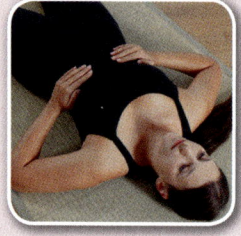
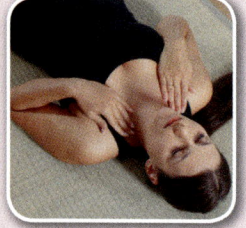

YOGIC PRANAYAMA
Dreigeteilte yogische Atmung

EASYPEASY MINIMOBI – mobilisiere deine Wirbelsäule 29

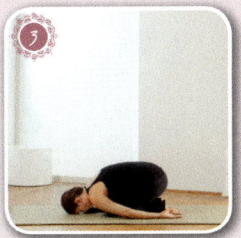 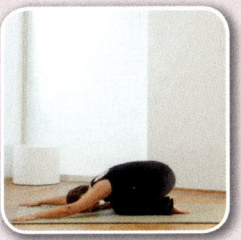 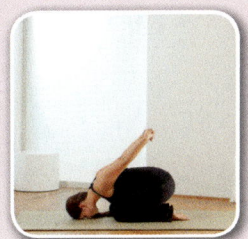

BALASANA
Kindeshaltung (eingerolltes Blatt)

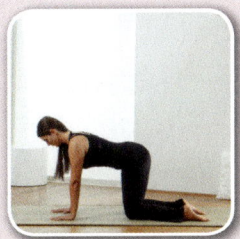 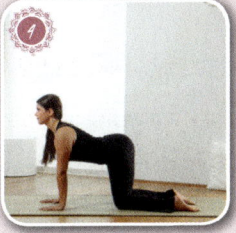 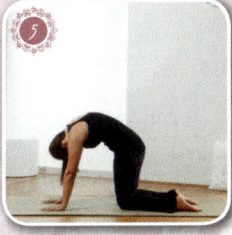 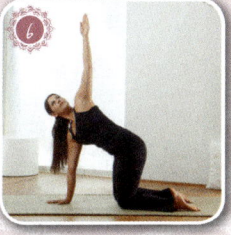

Gosana-Vierfußstand
(Ausgangsposition)

BITILASANA
Kuh

MARJARYASANA
Katze

PARIVRITTI GOASANA
Gedrehter Vierfußstand

GO WITH THE FLOW – der Sonnengruß 38

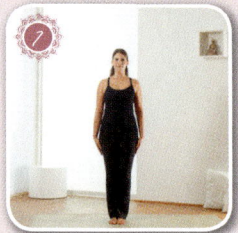
TADASANA
Bergposition

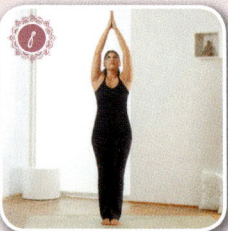
URDHVA HASTASANA
Bergposition mit erhobenen Armen

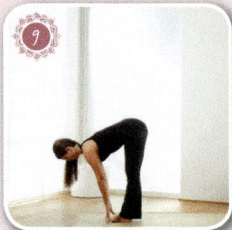
UTTANASANA
Vorbeuge im Stehen

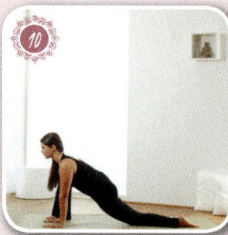
SANCHALANASANA
Ausfallschritt

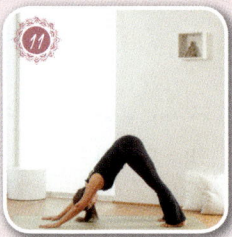
ADHO MUKHA SHVANASANA
Herabschauender Hund

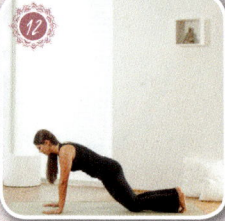
SALAMBA DANDASANA
Brett

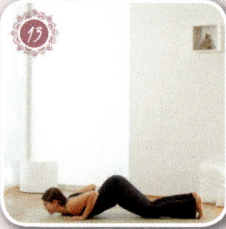
CHATTURANGA DANDASANA
Liegestütz

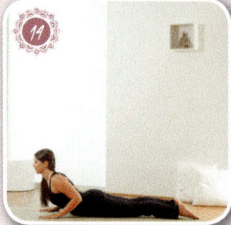
BHUJANGASANA
Kobra

Übergang von 9 Uttanasana zu 7 Tadasana

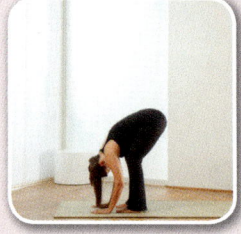
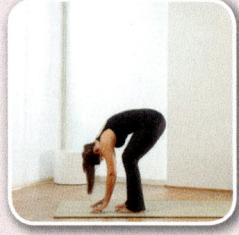
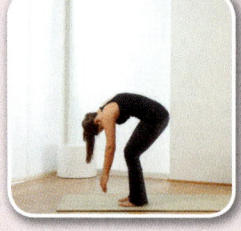
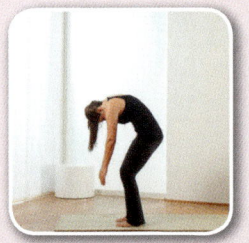
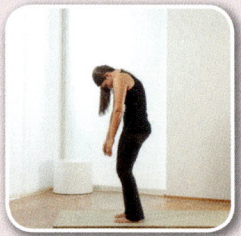
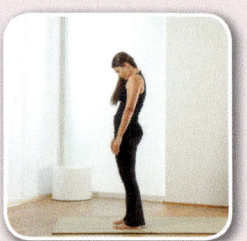
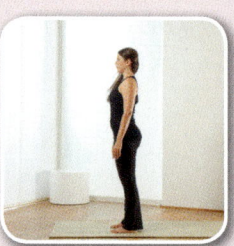

SOLID AS A ROCK – stärke deine Beine und das Gleichgewicht 52

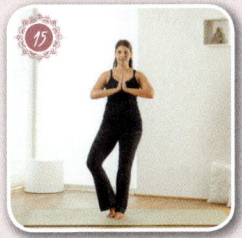
VRIKSHASANA
Baum

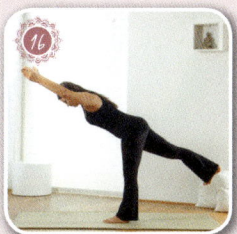
VIRABHADR-
ASANA III
Krieger III

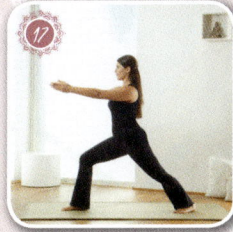
VIRABHADR-
ASANA I
Krieger I

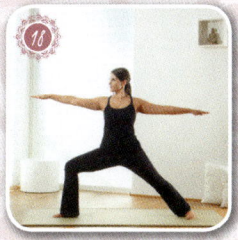
VIRABHADR-
ASANA II
Krieger II

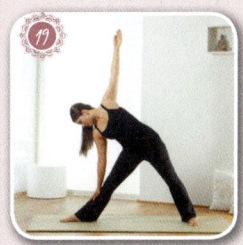
TRIKONASANA
Dreieck

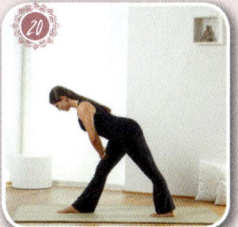
PARSHVOTTAN-
ASANA
Brust-Bein-Dehnung

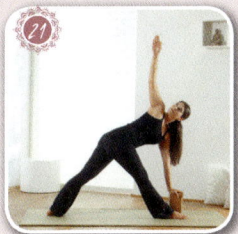
PARIVRITTI
TRIKONASANA
Gedrehtes Dreieck

TOWER OF POWER – stärke deine Bauchmuskeln 64

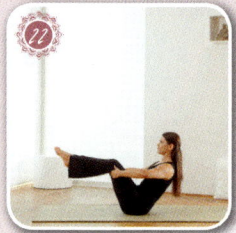 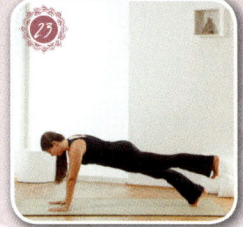

ARDHA
NAVASANA
Halbes Boot

TIRANGA SALAMBA
DANDASANA
Dreibeiniges Brett

FLY YOGI FLY – stärke deine Arme 68

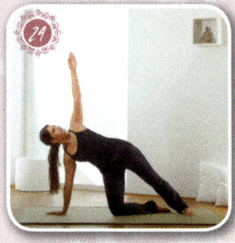 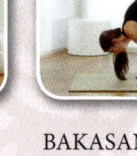

VASISHTHASANA
dem Weisen Vasishtha
gewidmet

BAKASANA
Die Krähe

ENERGY RELOADED – Rückbeugen gegen Verspannungen 72

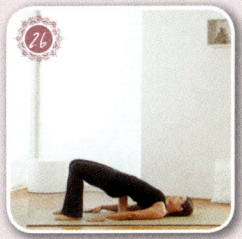
SETU BANDHASANA
Die Schulterbrücke

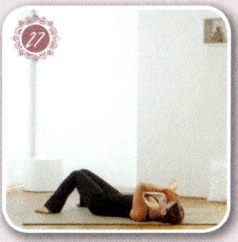
ENTSPANNUNG MIT ANJALI MUDRA
Handgeste

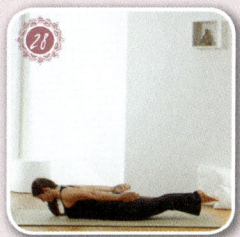
SHALABASANA
Heuschrecke

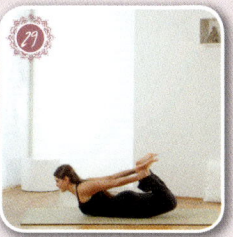
DHANURASANA
Bogen

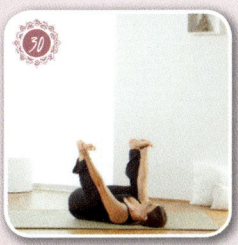
ENTSPANNUNG IN ANANDA BALASANA
Glückliches Kind

TWIST & SHOUT – löse Verspannungen in der Wirbelsäule 82

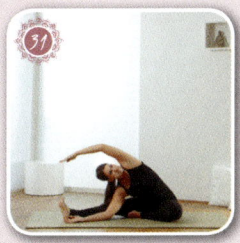
PARIVRITTI JANU SHIRSHASANA
Gedrehte Knie-Kopf-Haltung

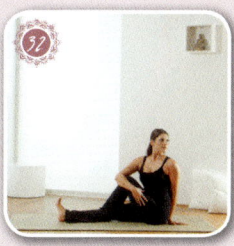
ARDHA MATSYENDRASANA
Drehsitz

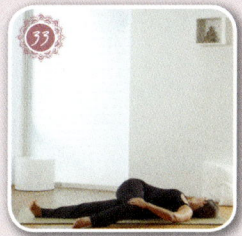
JATHARA PARIVARTASANA
Twist im Liegen

RELAX! TAKE IT EASY! – dehne dich 88

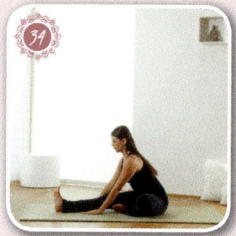
JANU SHIRSHASANA
Knie-Kopf-Haltung

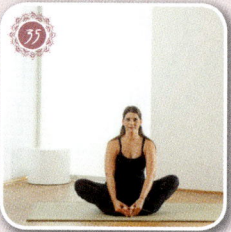
BADDHA KONASANA
Schusterhaltung

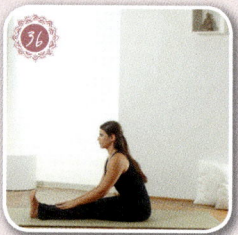
PASCHIMOTTAN-ASANA
Die tiefe Vorbeuge im Sitzen

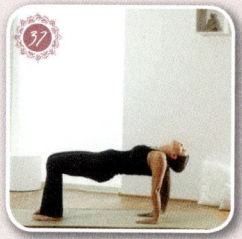
PURVOTTANASANA
Tisch

UPSIDE DOWN YOU'RE TURNING ME – Jungbrunnen für deinen Körper 96

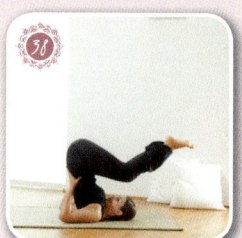
HALASANA
Pflug

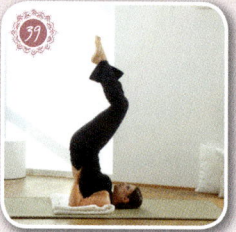
SALAMBA SARVANGASANA
Schulterstand

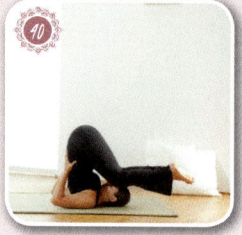
KARNAPIDASANA
Knie-Ohr-Haltung

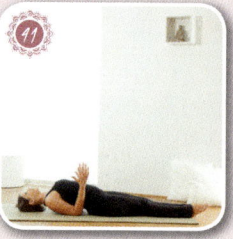
MATSYASANA
Fisch

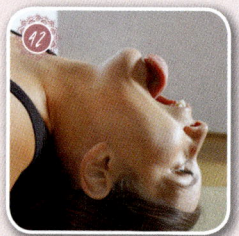
SIMHASANA
Löwe

LET IT BE – Endentspannung 106

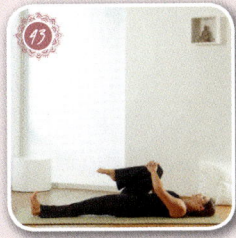

EKA PADA PAVA-
NAMUKTASANA
Einbeinige
Knie-Brust-Position

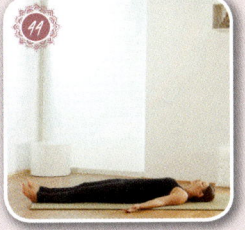

SHAVASANA
Totenposition

FEEL IT, SEE IT! – Selbstbetrachtung 110

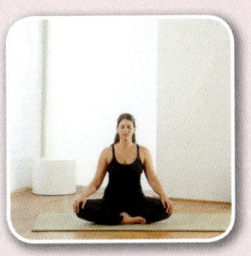

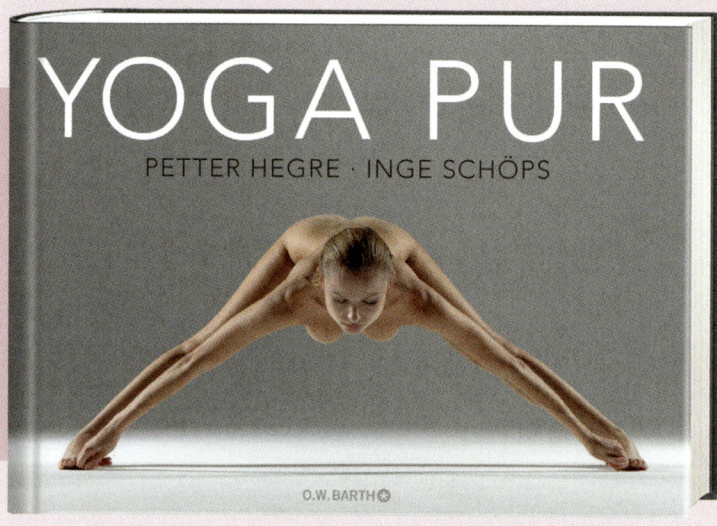

Petter Hegre Inge Schöps
YOGA PUR
Zeitlose Weisheit und pure Ästhetik

Schon in der Bhagavad Gita, der zentralen Schrift des Hinduismus, steht: Yoga fördert die körperliche Standfestigkeit, geistige Harmonie und seelische Balance im Menschen. Dieser Gedanke zieht sich durch diesen einzigartigen Bildband wie ein roter Faden. In siebzehn Motiven wie Loslassen und Lieben oder Akzeptieren und Mitfühlen erläutert die Yoga-Expertin Inge Schöps die Tradition des Yoga. Die künstlerische Klarheit von Starfotograf Petter Hegre und die präzisen Ausführungen der Asanas unterstreichen dabei das höchste yogische Ideal von äußerer und innerer Freiheit. Zusammen mit Sinnsprüchen aus klassischen Texten vereint sich hier erstmalig die Essenz des Yoga zu einem besonderen Erlebnis für westliche Menschen.

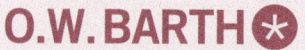

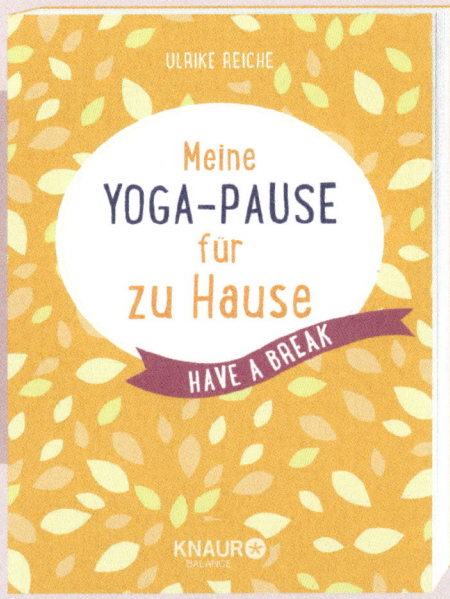

Ulrike Reiche
Meine Yoga-Pause für zu Hause
Have a break

Ob Homeoffice, Familie versorgen oder Angehörige pflegen – auch im Alltagstrubel zu Hause ist es wichtig, immer wieder frische Energie zu tanken. Die einfachen Übungen und Meditationen sind ideal, um zu Hause Ruhe und Entspannung zu finden – für mehr Gesundheit, Leistungsfähigkeit und Zufriedenheit.

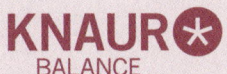

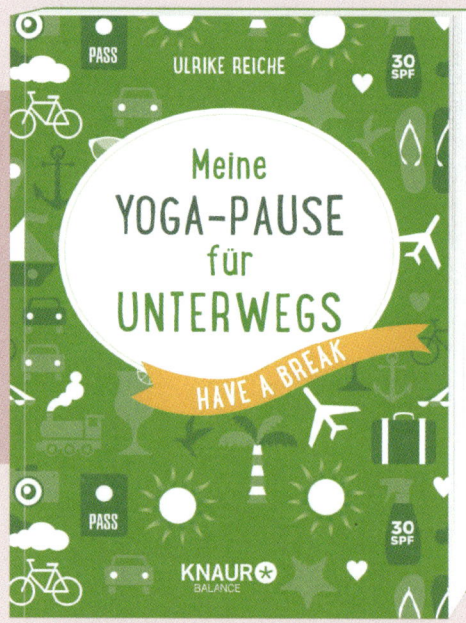

Ulrike Reiche
Meine Yoga-Pause für unterwegs
Have a break

Immer mehr Menschen verbringen viel Zeit unterwegs. Diese Zeit kann bewusst für Gesundheit und Wohlgefühl genutzt werden. Die einfachen Meditationen und Übungen helfen, z.B. auf langen Autofahrten oder in Warteschlagen zu entspannen und neue Energie zu tanken – ganz unbemerkt von anderen. Die ideale Stress-Prophylaxe!

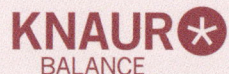

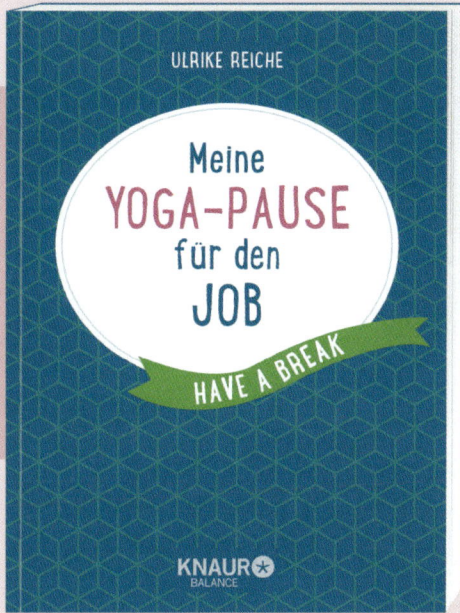

Ulrike Reiche
Meine Yoga-Pause für den Job
Have a break
Eine aktiv gestaltete Erholungspause ist das beste Mittel gegen Müdigkeit, Erschöpfung und Burn-out. Schon ein paar Minuten reichen, um etwas für die eigene Gesundheit zu tun. Die Meditationen und Übungen helfen, bewusst zu entspannen, sich in Stress-Situationen aktiv zu beruhigen und in kurzer Zeit frische Energie und Kreativität freizusetzen. Alle Übungen sind einfach und speziell für den Arbeitsalltag konzipiert.

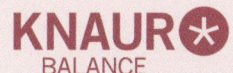